生物阻抗技术与胃动力评价

李章勇　任超世　著

重庆大学出版社

内容简介

本书立足于最新的阻抗技术用于胃动力检测方法学研究,探讨了胃动力的无创检测技术,特别是生物阻抗技术在功能性胃动力检测中的应用。主要包括阻抗胃动力检测技术系统的设计、微弱生物阻抗信号处理、胃动力评价参数设计、胃动力空间信息分析技术、胃动力实验评价以及代表生物阻抗发展的电阻抗断层成像技术用于胃动力的建模和评价等章节。

本书可以作为本科院校生物医学工程专业学生以及相关专业研究生从事生物阻抗技术教学和科研的教材或者教学参考书,也可作为临床科研人员补充胃动力检测技术原理和认知新型技术发展的辅助资料。

图书在版编目(CIP)数据

生物阻抗技术与胃动力评价/李章勇,任超世著.—重庆:重庆大学出版社,2011.3(2022.8 重印)
ISBN 978-7-5624-5749-7

Ⅰ.①生…　Ⅱ.①李…②任…　Ⅲ.①生物—阻抗—应用—胃—动力—评价　Ⅳ.①R573.04

中国版本图书馆 CIP 数据核字(2011)第 014200 号

生物阻抗技术与胃动力评价

李章勇　任超世　著
策划编辑:曾显跃

责任编辑:文　鹏　游　容　版式设计:曾显跃
责任校对:贾　梅　　　　　责任印制:张　策

*

重庆大学出版社出版发行
出版人:饶帮华
社址:重庆市沙坪坝区大学城西路 21 号
邮编:401331
电话:(023) 88617190　88617185(中小学)
传真:(023) 88617186　88617166
网址:http://www.cqup.com.cn
邮箱:fxk@ cqup.com.cn (营销中心)
全国新华书店经销
POD:重庆新生代彩印技术有限公司

*

开本:787mm×1092mm　1/16　印张:9　字数:225 千
2011 年 3 月第 1 版　　2022 年 8 月第 2 次印刷
ISBN 978-7-5624-5749-7　定价:36.00 元

前言

胃肠疾病是常见病,多发病。世界胃肠疾病发病率约占总人口的 10% ~12%。据我国权威机构统计,全国 13 亿人口中胃肠疾病发病率为 11.43%。随着城镇化进程加快,生活节奏变化,工作压力增大,胃肠疾病发生率还在逐年增加,特别是经济发达地区发病率更高,比如上海的发病率高达 30.23%。

我国 50% 的胃肠疾病与胃动力异常相关,胃部疾病总是从胃动力失调开始,向恶性化方向发展,并一直伴随胃动力异常。胃动力异常是胃肠疾病的源头之一,从源头上检测、评估胃肠疾病,实现恶性胃肠疾病的"三早"应对,具有重要意义。因此临床迫切需要无创、有效、操作简便、多功能的胃动力检测手段。目前国内外关于胃动力的无创评估技术研究不多。

本书从无创胃动力检测入手,发布作者利用多项国家和省部级科技基金在无创胃动力评价研究领域取得的系列成果,分析胃动力与胃肠疾病的特点和关系,阐述胃肠动力功能检测技术的发展方向和突破口。

著者在全面分析国内外胃动力学检测方法技术现状与发展动态的基础上,提出将无创生物阻抗方法与同步胃电检测相结合,提取消化过程中胃内电-机活动的胃动力学参数,建立了一种全新的、无损伤胃动力学信息提取与评价方法,构建了用于胃动力功能检测和评价的专用实验检测和评价系统;并通过一系列相关实验研究,验证了其可行性和有效性;显示了研究工作的创新性和临床应用前景。

主要内容和结论包括:

通过以高性能芯片及以数据采集系统 ADμC834 为核心的数据采集平台成功地构建了一套符合医疗仪器标准的胃动力信息采集硬件系统。通过 ADμC834 的 24 位 AD 实现一种窗口信号提取技术,一方面提取胃排空信号,另一方面获取胃蠕动信号。

采用时频分析技术完成了胃动力信号的分离和提取,运用小波多分辨分析方法进行胃动力信号处理,重构了胃蠕动节律信号。所有在理论分析和仿真中实现的算法,都设计成为可执行代码,并进行了完善的系统集成,获得国家软件著作权。在胃动力信号提取领域实现了突破,首次得到清晰可靠的胃运动节律信号,实现了在信号处理领域里的关键技术突破。

1

完成了胃动力学评价参数设计。来源于生物阻抗胃运动信号、同步胃电信号的时域参数、频域参数、动态谱图、变异系数、电-机耦合关系系数等可有效反应胃动力系统的生理、病理过程。

进行了胃动力评价的验证实验研究。在设计的多种试验中，各参数显示出统计学意义，实验结果与生理过程和病理状态吻合，很好地支持了本著作提供的方法学研究成果。

本书将无创生物阻抗方法与同步胃电检测相结合，提取消化过程中胃内电-机活动的胃动力学参数，不论在量和质的方面均是传统技术所难于相比的。这是本书研究的最大特色，也显示了其临床应用和发展的诱人前景。

同时，著者对提供本著作成书的国家自然科学基金（编号：60471041，6091045）、重庆市教委科技基金（编号：KJ080519）、重庆市科委科技攻关项目（编号：CSTC2009AC5149）以及重庆邮电大学出版基金的资助表示感谢；对提供研究条件的中国医学科学院生物医学工程研究所、重庆邮电大学生物医学工程研究中心、重庆医科大学附属第一医院消化内科表示感谢；对参与资料整理工作的我的研究生（胡娜、蒋祥林、徐追、许立昆、任永、王成章、苏小维等）表示感谢。本著作也引用了同行的研究成果，著者对关心帮助本书出版的所有人致以诚挚的敬意。

参与完成本著作的人员包括：

李章勇　　重庆邮电大学生物医学工程中心

王　伟　　重庆邮电大学生物医学工程中心

魏进民　　重庆邮电大学生物医学工程中心

赵德春　　重庆邮电大学生物医学工程中心

蒋祥林　　重庆邮电大学生物医学工程中心

许立昆　　重庆邮电大学生物医学工程中心

张汇泉　　重庆邮电大学生物医学工程中心

梁晓艳　　重庆邮电大学生物医学工程中心

刘纯伦　　重庆医科大学附属第一医院消化内科

任超世　　中国医学科学院协和医科大学生物医学工程研究所

著　者

2011 年 1 月

目录

第1章
胃肠疾病与胃动力

1.1 胃肠疾病的基本状况

消化系统疾病常见,多发,其中又以消化性溃疡、炎症为主,主要由吸烟、饮酒、情绪紧张、药物刺激、食物刺激等多因素引起。胃肠疾病发病率约占总人口的 10% ~12%。据统计,在美国男性胃肠疾病发病率为 10%,女性为 5%;日本为 5% ~10%;德国为 12.3%。我国胃肠疾病平均发病率为 11.43%。上海胃肠疾病的发病率高达 30.23%,占上海居民常见病和多发病的第二位,其中的消化性溃疡发病率为 4.54%。北京、四川、辽宁等省市胃肠疾病的发病率高达 23.66%。随着社会的发展,生活节奏加快,生活规律性变差,胃肠疾病的发病率还有逐年升高的趋势。以上数据统计仅限于消化性病变性疾病发病统计。实际上还有很多消化道疾病病人,他们在发病以前消化道状态变化,消化道功能显著降低,表现出腹胀,打嗝等多种功能性消化道不良的症状,从而影响生活质量。

胃肠疾病的病因可归纳为两大类:一是环境因素。就是直接或间接作用于人体的外部因素,如饮食因素、精神因素等;另一类是体质因素。即自身的缺陷和不足,如遗传因素、免疫因素等。

一般来说,疾病是由环境因素和体质因素共同作用的结果。环境因素是导致疾病发生的外部条件,体质因素是内在根据,起着决定性的作用。环境因素往往是在不利的体质因素情况下,促使其发病的。比如,消化性溃疡有一定的遗传倾向,这些患者的胃酸和胃蛋白酶的分泌一般都较高,胃黏膜的抵抗力又偏低。在这种不利的体质因素情况下,饮食不规律、精神紧张等环境因素很容易引起胃酸、胃蛋白酶分泌增加,胃黏膜的抵抗能力更加下降,使胃酸、胃蛋白酶侵蚀不能自我保护的胃黏膜,从而发生溃疡病。如果这些患者十分注意避免其不利的环境因素,溃疡病就不容易发生。

当然,有些时候环境因素也起着致病的主导作用。如食入腐败食物或有毒食物时的急性肠胃炎、大量饮酒导致的急性胃炎等,都属于这种情况。但体质因素在这里也起一定的作用,体质好的患者,发病轻、恢复快;体质差的发病重、预后差。

一般而言,胃肠疾病常有如下的具体病因和发病原理。

1

1.1.1 环境因素

（1）饮食因素

饮食因素是胃肠道疾病主要的致病因素。包括饮食习惯、饮食方式、食物的质和量等许多内容。

饮食无规律，饥一顿、饱一顿，可使胃肠运动功能紊乱、消化液分泌失常；暴饮暴食、进食过快，可引起胃肠负担过重，产生胃扩张、消化不良；长期或大量进食辛辣食物，或饮酒、浓茶、浓咖啡，会刺激食管和胃肠道黏膜，使之充血、水肿、糜烂甚至溃疡，易引起食管炎、胃炎、溃疡病、慢性肠炎和便秘等；进食时粗嚼整咽，可使食管、胃黏膜受损伤而引起炎症、溃疡，并产生消化不良；进食过热食物，会烫伤食管、胃黏膜，产生相应的炎症；进食过冷食物，可使胃肠黏膜血管收缩、功能紊乱，产生恶心呕吐、腹痛、腹泻等急性胃肠炎症状，还会加重原有胃肠病的病情；进食浓汤、过甜、过咸，使胃酸、胃蛋白酶分泌增加、肠液分泌增多，易发生胃、十二指肠溃疡和腹泻；进食的食物中缺乏植物纤维素，可引起肠道蠕动不足，产生便秘、腹胀等。

（2）精神因素

紧张、焦虑、恐惧等精神因素，可使迷走神经兴奋，结果导致胃酸和胃蛋白酶分泌过多。精神因素还可使皮质类固醇激素分泌增多，皮质类固醇有刺激胃液分泌和减少胃表面黏液生成的作用。因此，精神因素可使胃酸、胃蛋白酶分泌增加，胃的黏液保护层（黏液屏障）变得稀薄，极易发生消化性溃疡病。

精神因素还可引起植物神经功能失调，随后导致肠道运动亢进、平滑肌痉挛，产生腹痛、肠鸣、腹泻等肠道易激综合征的现象。溃疡性结肠炎病人，更会因焦虑、紧张、多疑而使肠道运动功能紊乱、血管收缩、组织缺血、毛细血管通透性增高，从而产生或加重肠壁的炎症和溃疡。

精神抑郁或过分激动，使条件反射发生障碍，支配肠壁的交感神经作用过强，使肠蠕动减弱、分泌减少，因而易产生便秘。

（3）药物因素

解热镇痛类药物，如阿司匹林、扑热息痛、保泰松、消炎痛、布络芬等，可直接破坏、损伤胃黏膜屏障，使胃黏膜抵抗力下降，易受胃酸和胃蛋白酶的侵蚀而产生胃炎、消化性溃疡。

肾上腺皮质激素，如强的松、地塞米松等，能促进胃酸分泌增加，并使胃的保护性黏液分泌减少，从而诱发或加重消化性溃疡。因误用肾上腺皮质激素出现胃溃疡，甚至胃穿孔的患者时有发生。

长期使用广谱抗菌素，可使肠道正常菌群抑制，B 族维生素合成减少，从而产生维生素 B 缺乏的腹胀、消化不良、食欲不振等。肠道内正常菌群被抑制，则致病菌可能过度生长，导致细菌性肠炎，如伪膜性肠炎。

4. 其他因素

①吸烟：吸烟可引起味觉迟钝、食欲减退，还可引起迷走神经兴奋，胃分泌和蠕动增强，幽门、贲门松弛，可能导致反流性食管炎、慢性胃炎和消化性溃疡。

②寒冷：腹部受到突然的寒冷刺激，可引起胃肠道运动功能紊乱，分泌失调，产生恶心、呕吐、腹泻等急性胃肠炎的现象，还可诱发加重肠易激综合征的病情。

③放射：放射治疗，可损伤胃和十二指肠黏膜，甚至使其腺体萎缩，引起萎缩性胃炎、十二指肠炎。

④生物因素:各种急性传染病都可引起胃炎;进食污染的食物,由于细菌及其毒素的作用,可使人产生呕吐、腹泻等急性胃肠炎症状;幽门螺杆菌感染者,易发生胃炎和消化性溃疡。

1.1.2　体质因素

(1)遗传因素

一些消化性溃疡病人具有明显的家族史。这些病人的父母和子女中溃疡病的发病率比一般人高2～5倍,他们胃酸和胃蛋白酶的分泌往往比普通人高,导致自身黏膜易被侵蚀而产生溃疡。另外,溃疡性结肠炎,慢性萎缩性胃炎都有一定的遗传倾向。

(2)免疫因素

正常人的免疫系统有攻击、清除外来有害物质(如细菌)的作用。但在免疫失调的情况下,可能将自身的组织"误认为"对自身不利,也对其进行攻击和清除,这叫做自身免疫。有些萎缩性胃炎和溃疡性结肠炎,就是由于自身免疫,误将自身的胃黏膜和腺体或肠壁组织破坏,导致胃黏膜萎缩和肠道炎症、溃疡。

(3)胃肠道结构或功能异常

胃幽门处黏膜较厚,松弛,如使肥大的黏膜被挤入十二指肠球部,就会形成胃黏膜脱垂症;胃及十二指肠麻痹,不能对进食的食物和消化液做出反应,使胃内容积无限扩大,可造成急性胃扩张;腹肌松弛、腹压下降、膈肌悬吊力不足等因素,可使胃失去依托,产生胃下垂;呕吐引起腹压增高,使食管贲门黏膜受到牵拉,会导致食管贲门黏膜撕裂。

体质因素还有许多,如返流、胃内潴留、贫血,等等。

胃肠病在我国的危害相当严重,如果胃肠疾病长期得不到治疗,将会导致身体功能严重失衡,甚至胃肠疾病还有恶性发展的特点。一般是首先感觉到胃涨、嗳气、食欲不振等胃动力异常症状,然后可能发展成炎症;胃炎为常见病,发病率随年龄而增加,但任何年龄均可以发病;胃炎又是胃溃疡的发病因素之一;胃癌是最恶性的胃肠疾病,也是全世界死亡率仅次于肺癌的癌症,占到所有因癌症死亡人数的23.2%,接近四分之一。胃癌的形成一般要经历慢性胃炎→胃黏膜萎缩→肠化生→异型增生→胃癌这一癌变模式。"三早"(早预防、早检查、早治疗)是降低胃癌发生和死亡率的最关键手段。胃肠疾病不但影响工作、生活、劳动和情绪,而且还具有遗传性和传染性,对家人及后代是一个潜在的威胁。因此,胃肠病专家特别重视对胃肠疾病的预警和治疗。

人是一个有机的整体。研究表明:人体内的阴阳气血及五脏六腑之间相互为根、相互转化、相互制约、相互协调,在内外环境的自我反馈调节控制下,能抵制外环境的各种有害因素的侵犯,维持机体的动态平衡。人体消化系统是一个目标动力系统,该系统目标有二:一是对内实现健康状态,二是对外实现主动适应。具体来讲,人体消化系统及其相关的神经、内分泌和免疫系统共同形成一个复杂、广泛的调节网络,消化系统的运转及其所有细胞和组织无一不受到这个网络系统的调节和控制。它们既是这个系统的成员,又受到这个系统的调节,以适应周围环境的变化,维持机体的生理功能,发挥防病和抗病作用。正是因为内外环境的变化超过了机体消化系统及其神经-内分泌-免疫网络的调节能力,造成该调节系统自我调节发生紊乱,最终呈现出各种病变症状。

慢性胃炎、萎缩性胃炎、结肠炎、胃溃疡、十二指肠溃疡、便秘等胃肠疾病大多为感受外邪,脾胃虚弱、湿热蕴结、脾肾阳虚、气血两虚、气滞血瘀、饮食失调、劳累过度、精神因素而诱发,致使机体内外环境之间的动态平衡遭到破坏,导致阴阳失调,气血紊乱,表现出脏腑组织的生理功能或形态结构上的异常变化和对环境的适应能力的下降,妨碍了机体的正常生命活动,因而出现一系列的胃肠症状和体征。各种慢性、重症胃肠疾病的根源,是人体消化系统及其相关的神经-内分泌-免疫系统功能紊乱、衰退、损伤或丧失,导致人体胃肠抗病能力、自我康复能力下降,最终引起胃肠免疫失衡、胃肠菌群失调、胃肠微循环障碍、胃肠蠕动障碍、胃肠及消化腺分泌紊乱等脏器和胃肠系统的一系列病理改变,表现为胃肠等一系列临床症状。

1.2　胃肠疾病与胃动力

胃肠疾病患者大多表现出器质性病变之前,已经出现了功能性改变。在我国,胃肠病例中的50%与胃动力异常相关,已受到国内消化内科医生的特别关注和重视。

胃肠动力学是一门正在迅速发展的、多学科交叉的新兴学科。在国外,胃动力学的研究也还是一个十分年轻的医学前沿课题。

胃的功能分为内、外分泌功能及动力功能。胃的动力功能是在神经、体液等因素的调节下由胃平滑肌协调运动完成的,它包括食物入胃以后的容纳、混和、推进、排空和屏障等作用,即胃底暂时容纳摄入的食物;逐步转运食物进入胃底和胃窦,使之与胃内的分泌液混合,并使之搅拌、分解成小颗粒状;在保证小肠消化吸收食物的前提下,以一定速度排空胃内容物。

长期以来,人们对胃动力功能的研究远远落后于对胃的内、外分泌功能及胃的形态学的研究。其中一个很重要的原因就是缺乏方便、有效的胃动力学检查方法或手段。在国内外现行的检测方法中,腔内压测量、恒压器检查属有创方法;胃排空闪烁显像、放射性核素呼气试验、不透X线标志物法胃肠道通过时间检查等为核素方法;超声法、胃电图法等属无创方法。

腔内压力测量是在内窥镜下或者X光透视下向胃内插入导管压力传感器,测定腔内压力,如图1.1所示。导管为固态或灌注式测压导管,如图1.2所示,导管连接各种压力记录仪。

压力传感器

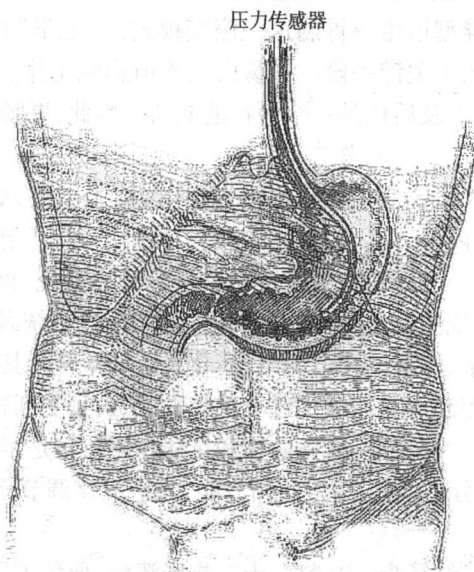

图1.1　腔内压测量

腔内压力记录装置可以定量检测胃收缩,以测量胃的机械活动。其实早期也曾经用钡餐实验来检查,尽管透视方法可以发现各种腔闭合性或非腔闭合性收缩,但是结果不容易被量化,只能简单研究胃的排空效应而已。理论上,腔内压力测量可以研究胃动力,即胃的运动。胃的运动包括空腹和餐后以及各种环境和个人刺激因素下的胃肌肉收缩与松弛,而腔内压力检测需要很高的检测条件,必须配有 X 透视装置、各种记录器以及对消化道插管。并且胃的肌肉或者机械活动受到电活动的调节与介导,而腔内压力测量只有单一的机械压力指标,对胃动力评价与评估显得单一而且操作烦琐。

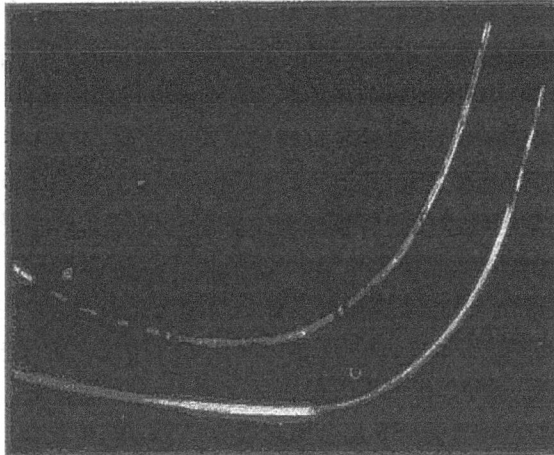

图 1.2 两种不同的测压管(靠上为固态测压导管,偏下为水灌注式测压导管)

恒压器检测是通过向腔内气袋注入和回抽气体,保持袋内压力恒定而测量胃内压力的方法,如图 1.3 所示。胃肠道的部位,比如近端胃,具有保持一定张力的能力,也就是一种持续性的收缩力。在 20 世纪初,通过放射学方法的研究发现并描述了这种收缩力。直到 70 年代末,通过体外平滑肌的研究证实了近端胃和小肠均具有基础张力。但是胃的张力活动在体内生理条件下难以测定。比如无论直接测定或是通过不同容器的腔内气囊测定近端胃腔内压力,都无法测出张力变化,这可能是由于张力活动导致的压力变化被呼吸运动等干扰导致的背景噪声掩盖。通常采用等长系统或者等张系统测定肌肉的活动,前者指在保持长度的前提下测定张力变化,后者指保持肌肉张力的前提下测量长度变化。在胃内的腔内容积固定,等长的方法

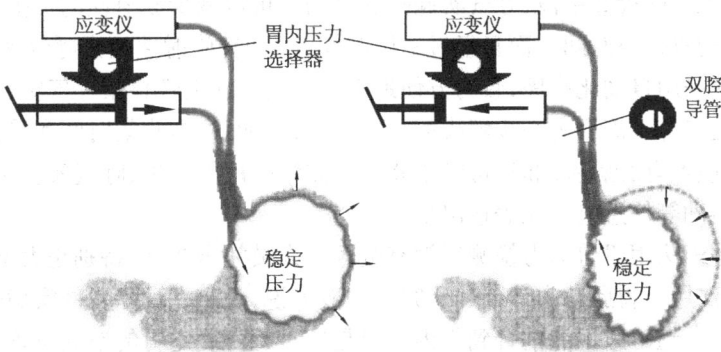

图 1.3 恒压器测量

无效,一般选用等张力的方法,保持一个恒定的腔内压力,测定肌肉长度的变化,也就相当于腔内容积的变化。目前使用的是电子恒压器,在胃内气袋压力下降时,电子系统检测出信号,向袋内注入气体;当压力上升时系统回抽气体。这样,气袋内的气体容积便能够反映张力性收缩的大小:容积下降表示收缩,而容积增大代表松弛。恒压器技术需要胃内插管,操作技术要求很高,可以用于胃肠内的机械性研究,也适合检测各种药物对动物的胃张力影响,还可利用恒压器调节腔内压力并测定胃的顺应性和敏感性。但是恒压器检查临床应用有限,必须严格掌握适应证,并且必须由富有经验的专业人员操作。

放射性核素闪烁显像是 40 多年前由 Griffith 和他的同事第一次用 ^{51}Cr 标记的麦片粥测定胃排空而发明的技术。与前述方法相比,闪烁显像是非侵入性的,不受正常生理功能的干扰,并能对固体、液体定量分析。与医院放射科所用方法比较,闪烁显像使用低放射性核素,易于定量,并使用普通的可消化食物而不是钡餐这样的非营养物质,对被试者的影响更小。一旦固相或者液相的食物被放射性核素标记,并进行合适的衰减校正后就可以用核医学相机记录放射性计数,直接得到胃内固相或液相的容积比例。然后分别用几何假设的方法测定胃内残留的固体和液体。该方法也在其他影像学检查中应用,由于闪烁显像易于定量,准确性高,现在被视为胃排空测定的金标准。胃排空检测可以评估胃潴留的症状,并在内镜或其他方法排除解剖病变后证明是否存在排空异常。胃闪烁显像同样可以用来评价疗效。另外随着胃起搏等治疗胃轻瘫新方法的发展,闪烁显像可用以分析局部胃动力功能紊乱。胃排空的解释也是比较复杂的,性别、测定完成的日期等因素都会影响检查结果。解释具体一例胃排空时要将它与标准餐和标准步骤加以比较。因为固相胃排空的延迟发生在液相之前,故单完成一次液相胃排空研究的临床价值很小。有时固相排空正常可能液相异常,反之也存在。闪烁核素显像法主要测定参数是排空时间、半排空时间,以及目前被研究者认可的固相食物延迟相时间。但是该检测方法试餐要求很高,需要专门许可,并对测量结果有较大影响,测量结果参数单调,仅有排空数据还不能全面评价胃运动信息,不能实时获取胃蠕动的运动信号以及胃的电信号传播状况。

闪烁显像需要配备昂贵的检测系统和分析设备,限制了其应用,近年来发展起来放射性核素呼气实验,简单易行,可以克服其部分缺点。放射性核素呼气实验可分析进食含稳定放射性核素 ^{13}C 标记的食物后,呼出气体中 ^{13}C/^{12}C 的比值变化。通过简单的光谱测定法或者激光红外分光镜检法测定 ^{13}C/^{12}C 的比值,根据呼气中 ^{13}C 排泄的动态变化,可以半定量地评估胃排空时间。作为非侵入性的检查手段,呼气实验是安全的。可以减少放射性的负担,并可有效评估固体和液体食物的胃排空时间。而且经过一段时间的发展,放射性核素呼气实验已经不用复杂的数学分析,而采用自动化程序,较为方便地完成实验。放射性核素呼气实验同样也面临着核素问题,同时也有许多需要进一步解决的技术问题,比如:样本收集时间和采样时间间隔;受试者在吸收不良或者有肝脏疾病时,可能不能准确测量样品的含量;呼气实验也仅能研究单一的排空数据,胃运动等信息仍不能表达出来。

严格地说,超声法用于胃动力检测还没有被医务人员完全接受,特别是大型教学医院基本都不将超声检测法用于胃肠动力诊断和研究。一般来说,超声在诊断胃部疾病是无效的,因为胃部含有较多空气,超声束不能耦合到胃内。但是通过超声确定胃的空间位置、确定胃区的边界和形状是可行的。超声法在胃动力检查中只能使用超声造影剂,一般用无营养液体作为造影剂,比如水,而且检查内容就是胃的液体排空过程。通过超声扫描测定潴留液体的容积,从而判定液体的排空过程。郭宝生等采用二维超声成像对 35 例正常人进行了胃窦面积法的胃排空检测,受试者饮用纯净水 600 mL,平均半排空时间(24.8±5.2)min。吴波等报道饮用水 500 mL 后胃底-体交界处胃液体排空迅速有序,胃半排空时间为(30.0±4.0)min。两篇文献结果差异较大,提示超声法的稳定性以及检查效果还有待实验继续深入,而且对超声检测法的操作技术也有较高要求。

　　总体上看,腔内压力测定、恒压器检测等为创伤性方法,患者难于接受;闪烁显像、放射性核素呼气实验有射线,对患者有害,不宜长时间、多次重复使用;超声方法虽然可以观察到胃排空或胃运动情况,但要用于消化过程的长时间检查和评价,在操作和技术上还存在不少困难,难于实现;体表胃电图无创、方便,但胃电只反映胃电活动频率,与胃动力的相关性不强。其实,以上方法除了有创、有害、操作困难、价格昂贵等因素以外,还有一个共同的、最大的问题,就是没有能从电-机复合的认识高度上获取胃动力参数。这些方法只是从机或电的角度测量某一、两项指标(压力、张力、顺应性、通过时间、排空率、胃电等),与整个消化过程的胃动力变化相关性不强,难于全面、准确反映胃肠道动力与消化生理、病理变化规律。因而目前尚无一种方法可完整地了解胃运动和胃排空情况以作为诊断常规。

表 1.1　现有胃功能性检测技术特点

序号	名　　称	测量参数	有创性	放射性	价格	环境要求	操作难度	应用情况
1	腔内压力记录法	蠕动	有创	有	较贵	高	较高	少
2	恒压器检查法	蠕动	微创	无	较贵	高	高	少
3	放射性核素标记法	排空	无创	有	昂贵	高	一般	少
4	放射性核素呼气实验	排空	无创	有	昂贵	高	较高	极少
5	超声法	排空	无创	无	一般	一般	高	很少
6	胃电图	电节律	无创	无	廉价	一般	简单	较多

　　胃动力,或胃的运动和排空是一个复杂的电活动-机械收缩和传导的过程,它由胃平滑肌的肌电活动开始,引发胃体、胃窦收缩并向远端的幽门传播。它遵从电活动的节律,也取决于传导性收缩的幅度、收缩时限、方向以及传导的距离等因素的影响,同时还受到食物种类、胃肠激素反应、昼间变异等多种因素的制约。只是单独从电(活动)或机(械收缩)的角度认识和研究胃动力显然是不完整的。

　　研究表明,胃的收缩通常是发生在平滑肌细胞膜表面的肌电活动的机械性表现。已观察到两种胃的肌电活动:慢波和锋电位。慢波连续发生,它以规律的、重复的电位变化、环型的传导和以逐渐增加的速率及振幅向远端的幽门传播为特征。慢波仅控制着收缩的节律和传导,锋电位直接与窦部收缩有关。当胃的慢波伴发锋电位,胃窦就发生收缩。在每次蠕动性收缩中,肌电电流流经所累及的肌肉。这些电流能触发胃的收缩,但并不伴随收缩,也不反映收缩的传导过程和效果。因此胃蠕动功能属于胃在胃电起搏基础上进行的电刺激到平滑肌收缩的过程,但是这种起搏与收缩的"时间-位相"关系并不清楚,由于胃电的微弱、弥散、锋电位的非规律性等特点,其机制并没有心电的电兴奋到心脏收缩关系明显,尚待进一步研究这种"电-机耦合机制"。

胃排空也是一个复杂的生理过程,许多因素都可以影响胃排空时间,胃排空时间是评价胃功能的重要指标之一。胃排空功能下降又可能是多种疾病的上消化道表现,或者是疾病发生前生理功能衰退的表现。生理性胃排空是一个非常复杂的过程,受到多种因素,如神经调节、激素、进食量、酸碱度、食物的化学构成、食物的热值、情绪等的影响。胃肠激素的反应、昼间变异和疾病的间隙性发作都可以影响胃的排空。固体和液体胃排空方式不相同。固体食物主要先储存于胃底,然后与胃内分泌物混合并由胃窦的收缩将食物研碎。由于固体食物存在储存及研碎的过程,从而较非固体食物胃排空滞后。通常80%的液体通过幽门后固体食物才开始排空,并形成近乎直线的胃排空曲线。液体食物入胃后在胃内均匀分布。非营养性液体排空的决定因素是其体积和重量,而营养性液体排空主要受到其中所含营养成分受体的反馈调节,这样的调节可以保证营养成分以适当的速率排至十二指肠。低热量的液体排空速度明显快于高热量的液体。因此,胃对液体的排空速率为非直线方式。近端胃主要控制液体的排空,远端胃(包括胃体下部和胃窦)主要负责固体食物的混合、研磨和挤压。胃的不同区域功能的控制和协调是通过固有的和外源的神经及激素调节实现的。

鉴于胃动力是一个复杂的电活动-机械收缩和传导过程,本著作在综合分析、研究了国内外胃动力学检测方法现状与发展动态的基础上,提出应基于电-机复合系统的高度,重新认识胃的电活动,胃收缩与胃排空等环节的联系、变化和因果关系,应综合提取电起搏-引导-收缩-传导-控制-效果,即整个电-机复合过程中胃动力学信息,分析其变化规律,并将其与胃肠生理和病理联系,以建立全面、准确、有效的胃动力学检查和评价方法。

1.3 胃动力检测与评价技术趋势

因常用胃动力检测技术具有各自局限,以及胃动力检测巨大的临床需求,胃动力评价技术必将向无创、可靠、多信息融合、廉价方便等方向发展。

胃的动力功能包括胃底对摄入食物的容纳;逐步转运食物进入胃底和胃窦,使之与胃内的分泌液混合,并搅拌、分解成小颗粒状;在保证小肠消化吸收食物的前提下,以一定速度排空胃内容物。胃蠕动的节律与胃电活动相一致。在胃电慢波基础上出现的动作电位向幽门移行,胃平滑肌产生收缩,形成蠕动波,约每分钟3次。由于蠕动波到达幽门与远端胃窦几乎是同时的,幽门因收缩而闭合,食物在远端胃窦反复推进、研磨、反退,使胃内容物与胃液充分混合,并研碎成小片状,最后形成食糜,进入小肠消化吸收。在全面分析、研究了国内外胃动力学检测方法现状与发展动态的基础上,提出应基于电-机复合系统的高度,认识胃的电活动,胃收缩与胃排空等环节的联系、变化和因果关系。鉴于胃动力包括了从电活动到机械收缩的复杂过程,一种准确、有效的胃动力学检查和评价方法应能完整提取电-机过程信号、并分析和评价电起搏-引导-收缩-传导控制-排空整个电-机复合过程中胃动力学状态及其变化信息。

将无创伤生物阻抗方法与同步胃电检测相结合,通过食物消化过程中胃电,胃的形态、容积及胃内容物组成情况的电-机特性变化提取整个电-机过程的胃动力学参数,并借助频谱和能谱分析等手段从电-机复合系统的认识高度鉴别、评价与胃肠生理、病理条件相应的胃动力状况及其变化规律,从而建立一种全新的、无损伤胃动力学信息提取与评价方法。胃电技术和阻抗检测技术目前国际、国内都有蓬勃发展,且应用在生物医学的各种领域。下面分别对胃电、生物阻抗技术的理论、发展和应用现状作一介绍。

1.3.1　胃电检测与评价技术

体表胃电图（EGG）反映胃不同区域肌电活动的总和，目前可精确地测量胃慢波，用于方便确定和评价胃的电活动节律。作为胃动力电-机过程起搏信号，在研究中将采用与阻抗信号同步检测的胃电信号及其频谱和能谱分析作为评价胃运动及传导时相的比较参照。

通过体表检测胃电是一种无创检测胃功能的方法，自从 1922 年 Alvarez 首次报道体表记录到胃电活动以来，经历了 80 多年。由检测胃电得到的胃电图可与胃钡餐 X 线和内窥镜等形态学检查相互参照，在消化道生理，病理，药理，针灸经络研究，以及胃肠动力障碍性疾病的中西医诊疗上发挥重要作用。近十多年来，随着电子技术的发展，计算机技术及消化道电生理知识与电子学技术紧密结合导致了胃电图仪和胃功能检查仪的问世。

体表胃电图（EGG）无创、方便，是目前应用较普遍的方法之一，胃被认为是一个电收缩搅拌腔，有许多情况与心脏电生理学相似，但胃电只反映胃的电活动频率，包括正常的神经肌肉活动，包括与恶心、呕吐和胃排空延迟相关的胃电节律紊乱。胃电图是检测胃平滑肌细胞的慢波电位。胃运动生理学认为，慢波电位的变化不会直接引起胃肌收缩，只有当叠加了一动作电位时才会引起胃肌收缩（图 1.4）。收缩的强度和频率与动作电位的大小和数量成正比。而慢波电位只是决定了胃蠕动的速度、方向和节律。且大量研究证明，即使在消化间期移行性复合运动Ⅲ期或餐后，也并非 100% 的慢波电位上均叠加了动作电位。所以胃电图无法直接反映胃运动过程。

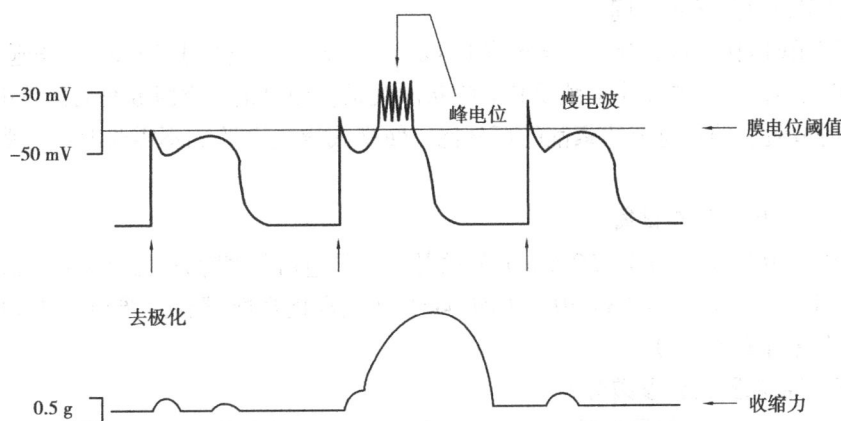

图 1.4　胃收缩与胃慢波的关系

美国德克萨斯州医学院 JD Chen 等开展的胃电研究工作最为显著，开发了相关检测设备，设计了合理的检查系统，获取 100 Hz 的窄带滤波信号，重采样 1 Hz 为待分析的胃电信号。在其开发的设备中还联合心电信号、心率变异性分析。

随后有大量文献报道，包括在胃功能性消化不良病人以及其他消化系统病人中，胃电信号的分析和参数提取以及其统计、生理意义分析；基于细胞级的胃电生理机制研究；采用胃电信号对胃功能的评价研究；胃电信号起搏以及动物实验研究等。

我国开展胃电图研究已有多年。中国医学科学院北京协和医院消化内科柯美云教授、周吕教授等人经过长期的研究，于 1999 年 11 月在厦门召开中华医学会全国胃电图学术会议，经过讨论制订了胃电图检查的规范和评判标准,现用于临床试行。

胃电图检查的规范和评判标准定义了胃电图,即胃电图是经腹部体表电极记录胃肌电活动的电信号,属于一种无创消化内科检测技术。还包括以下主要内容:

(1)**临床胃电图检查的适应症**

胃电图可以用于以下情况

①功能性消化不良;

②不能解释的恶心和呕吐;

③怀疑有胃动力紊乱;

④观察药物或手术对胃肌电活动的影响等。

⑤胃电图对器质性病变诊断无明确意义。

(2)**评判标准制订了胃电图检查的注意事项**

①应用的胃电图仪器需要正确地滤过低频(<1 次/min)和呼吸及心跳频率(>15 次/min);

②记录胃电图时,应在安静的环境下进行,受检者应静卧不动;

③按标准电极位置放置双电极,即在剑突和脐部中点45 度向左、右各旁开3 和2 cm。但体型可能造成胃电图参数改变,对于十分消瘦、肥胖或估计有明显的低张胃或牛角胃者,应参考 X 线或超声检查确定胃在体表的投影位置;

④电极部位的皮肤需认真清洗,去除污垢及表皮老化细胞。涂上导电糊,以降低局部皮肤的阻抗,提高信噪比。

(3)**给出了胃电图记录时间**

合理的记录时间应包括空腹30 min,餐后60 min。餐后不应少于30 min。若延长记录时间,可有更多机会显示胃电节律紊乱及其与症状的关系。如仅记录空腹或餐后的胃电图,则仅能提供空腹时或餐后的胃电节律紊乱的百分比。便携式胃电图监测不需长时间静卧,但影响因素较多。

(4)**给出了胃电图检查试餐**

建议用热卡为$1.88 * 10^9$J(450 kcal) 的试餐。试餐包括营多牌方便面65 g,春都牌火腿肠50 g,水400 mL,合计热卡为$1.88 * 10^9$J (450 kcal)(碳水化合物:脂肪:蛋白 = 3.9:3.4:1)。注意试餐内不含有辛辣食物。

(5)**制订了胃电图检查参数分析**

从胃电图记录上可获得胃电慢波频率、振幅、规律性。如用多个电极进行记录,还可以获得慢波传播方向、胃电活动是否偶联等信息。应用频谱方法,不仅能提供有关频率的参数,还能提供有关功率的参数。常用的参数有:

①主频和主功率:反映了胃肌电活动的频率和振幅。可以用平滑功率频谱(smooth power spectrum) 分析方法来计算。主频是指功率谱最大的频率,相应的功率为主功率。如有干扰时,则应对描记频谱进行目测,以正确选择最大的主频率。

②正常胃电慢波百分比:正常胃电频率约为3 次/min,其变动范围为2.4 ~ 3.7 次/min,正常胃电慢波百分比是指胃电频率在2.4 ~ 3.7 次/min 范围内的百分比。健康人一般不低于65%。

③胃电节律紊乱百分比:该参数反映胃电慢波节律的不规律性,计算时,其视窗可以是

2 min 或更短。可以分为 < 2.4 次/min 为胃动过缓（胃电节律过缓），> 3.7 次/min 为胃动过速（胃电节律过速）以及无胃电节律。如既有胃电节律过速，又有胃电节律紊乱，则可称之为胃电快速节律紊乱。在具体评判时，宜阅读记录图形以及频谱图进行分析。也有将胃电图正常范围定为 2 ~ 4 次/min，< 2 次/min 和 >4 次/min 者分别为胃电节律过缓和过速。

④慢波频率的不稳定系数：是指慢波频率的变化，由慢波频率的标准差和平均数之比得出。对胃动力疾病的病人，其数值可能增高。

⑤餐后/餐前的主功率比（PR）：从理论上讲，健康人的 PR 应大于 1，实际运作时不一定，而胃动力疾病的病人中也不一定小于 1。因而，应结合实际情况，酌情分析。

⑥其他参数：应用多导电极记录时，可以测算胃电偶联百分比。也有提出用不同频率段的累及功率百分比来表达。给定了上述参数的参考值。

（6）**胃电图异常类型**

1）根据胃电频率可分为

①胃电节律过缓；

②胃电节律过速；

③混合性胃电节律紊乱（指有过速和过缓）；

④胃电过速节律紊乱；

⑤无胃电节律。

2）根据胃电节律紊乱发生的时间，又可以分为

①餐前、餐后胃电节律正常；

②餐前胃电紊乱、餐后正常；

③餐前正常、餐后胃电紊乱；

④餐前、餐后胃电均紊乱。

3）根据胃电功率，可有

①餐后功率增加；

②无变化；

③降低。

1.3.2　阻抗检测与评价技术

生物阻抗胃动力检测技术是通过提取胃区阻抗信息评估胃内容物电阻抗状态，同时获取胃运动机制的新技术。这是本著作主要研究内容，具体理论方法和设计过程在后面章节详细介绍。

小结：本章讨论了我国胃肠疾病发病现状，胃肠动力与胃肠疾病的关系，胃肠动力特性，胃肠动力的检测和评价方法。胃动力无创评价技术具有很大的需求，有重要的研究意义。下一章从生物阻抗技术开始阐述，逐步过渡到阻抗胃动力检测技术设计和检测方法研究。

第2章
生物阻抗技术

2.1 生物阻抗技术

阻抗,顾名思义就是物质的电阻情况,在生物阻抗研究领域有的文献也称为导纳。

胃是人体中比较容易提取阻抗信息的器官之一。空腹状态下(消化间期)胃并非静止,此时胃内压呈周期性变化,表现为消化间期移行性复合运动(migrating motor complexes,MMC),以防止胃的淤滞,同时扫清胃内细菌、未消化残留食物、脱落细胞、黏液等,为进餐作准备。进餐后,MMC消失,胃的运动进入一个相对规则的运动期(消化期)。食物刺激口腔、咽、食管和胃内感受器,通过迷走—迷走神经反射使胃近端舒张,以容纳食物,称为容纳性舒张;同时近端胃在接纳食物后,进一步舒张以顺应胃内体积的增加,保持胃腔内压力无明显变化,为胃顺应性舒张。而胃远端运动则包括蠕动、终末胃窦收缩等,以完成对胃内食物的混合、研磨。

在以上不同时段,胃的容积、形态及内容物组成状况改变较大,相应的电特性变化十分明显,信号较大,变化规律与胃动力学状况相对应,相关性强。采用生物阻抗方法可以实现无创、高灵敏、准确地提取与胃动力学状况相对应的电特性及其变化信息。

2.1.1 人体组织的电阻率

人体组织和器官,如胃,可以看成是一种导电物质。常用电阻率来描述人体组织和器官的电特性。

电阻率是表示物质导电性能的重要物理量,常用符号 ρ 表示。它等于单位长度、单位横截面积物质的电阻值,单位为欧姆·厘米($\Omega \cdot cm$)。

$$R = \rho \frac{l}{A} \tag{2.1}$$

式中 R——物质的电阻;

　　　 l——长度;

　　　 A——横截面积;

ρ——该物质的电阻率。

不同电阻率的材料会表现出不同的电特性。物质电阻率的大小决定于该物质的性质及组成成分等因素,并与温度有关。

从电荷的迁移不同来说明电阻率的大小,则

$$\rho = \frac{l}{nQ\mu} \qquad (2.2)$$

式(2.2)中　n——单位体积导电材料中的载流子数;

　　　　　Q——载流子的电量;

　　　　　μ——载流子的迁移率。

在数值上,μ 等于载流子在单位电场强度作用下的平均迁移速度。

可用电阻率的倒数来表示材料的导电性能,称为电导率,可用 γ 表示,单位为西门子/米(S/m),即

$$\gamma = \frac{1}{\rho} = nQ\mu \qquad (2.3)$$

对于交流电而言,电阻率和电导率还和交流频率有关。同样的材料在相同的温度下,通过不同频率的交流电时,将表现出不同电阻率和电导率。在进行人体电测量时,常采用一定频率范围的交流电。

体液在身体中占有重要地位。血液、尿、脑脊髓液、淋巴等都含有较多的电解质,因而具有较低的电阻率,并且电阻率的温度系数呈负值。温度每升高 1 ℃,电阻率大约减少 2%。

肌肉的电阻率与肌纤维的方向有关,沿肌纤维的纵向测量与横向测量所得结果不同,纵向测量值小于横向测量值。关于骨骼肌的电阻率,各家报道的测量值相差很大。Rush 等测量的骨骼肌的纵向电阻率 150 Ω·cm,而横向电阻率为 2 300 Ω·cm,其比值约为 1∶15。然而 Geddes 和 Baker 对骨骼肌电阻率的报道值则为:纵向 350 Ω·cm,横向 1 600 Ω·cm,纵向与横向之比约为 5∶26。

肺的电阻率与肺的扩张程度有关。Witsoe 和 Kinnen 根据 100 kHz 条件下的测量值所建立的线性回归方程式为:

$$\rho = 705 + 1\ 608\ x\Omega \cdot cm \qquad (2.4)$$

式(2.4)中 x 为吸气分数(亦即吸气百分比)。例如充分吸气状态,则吸气分数为 1(亦即100%),$x = 1$,代入式(2.4)即

$$\rho = 705 + 1\ 608 \times 1$$
$$= 2\ 313\ \Omega \cdot cm$$

而充分呼气状态,则吸气分数为 0,$x = 0$,代入式(2.4)即

$$\rho = 705\ \Omega \cdot cm$$

当吸气一半,$x = \frac{1}{2}$ 时,则由式(2.4)可知:

$$\rho = 705 + 1\ 608 \times \frac{1}{2}$$
$$= 1\ 509\ \Omega \cdot cm$$

特别值得注意的是血液的电阻率。血液是一种悬浮液,其中含有许多红细胞等颗粒性物质,血液电阻率的大小是同含有红细胞的多少以及流动状态密切相关的。血液中含的红细胞

越多,电阻率越大。关于血液电阻率与红细胞比容 Hct 之间的关系,有不少研究结果报道,提出不少经验公式(Hill,Geddes,Costeloe,田中,金井等)。例如,较为常用的 Geddes 算式为:

$$\rho = 56.8 \exp(0.022\ \text{Hct})\Omega \cdot \text{cm} \tag{2.5}$$

式(2.5)是在 37 ℃、24 kHz 条件下得到的。

Costeloe 算式与 Geddes 不同,它是在 100 kHz 条件下导出的,即

$$\rho = 68 \exp(0.025\ \text{Hct})\Omega \cdot \text{cm} \tag{2.6}$$

了解血液电阻率和 Hct 之间的关系,对于如何利用心阻抗图正确计算出心脏每搏输出量是非常重要的,因为在计算公式中含有血液电阻率一项,而该值常常是要根据红细胞压积确定的。了解血液电阻率和 Hct 之间的数量关系,还可以提供一种无创伤的测量方法,利用这种方法可在不采血的情况下在体测量电阻率间接测量出红细胞比容 Hct。

2.1.2 等效电路

阻抗是交流电路中的一个基本概念,通常包括电阻和电抗两部分,其中的电抗又可分为电容性的容抗和电感性的感抗两类。对于人体组织和器官而言,感抗可以忽略,而容抗却是重要因素。人体组织由细胞构成,由于细胞膜的存在,组织和器官具有明显的容抗特性。因此,人体组织可用电阻 R 和电容的 C 组合表示。

RC 电路的基本结构可以分为串联和并联两种,如图 2.1 所示。

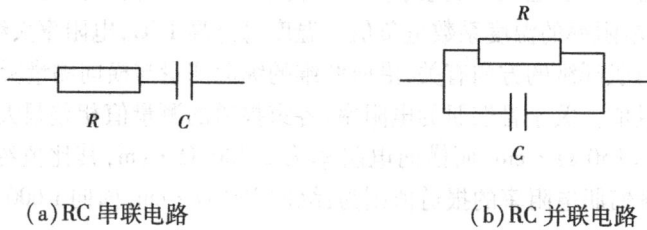

(a)RC 串联电路 　　　　(b)RC 并联电路

图 2.1　RC 等效电路

在图 2.1(a)串联电路中,由于 RC 串联,总阻抗 Z 可表示为:

$$Z = R + jX \tag{2.7}$$

$$|Z| = (R^2 + X^2)^{\frac{1}{2}} \tag{2.8}$$

$$\theta = \arctan\left(\frac{X}{R}\right) \tag{2.9}$$

式中　$|Z|$——总阻抗 Z 的模量;

θ——相角;

$X = -1/\omega C$,其中 ω 为圆频率且 $\omega = 2\pi f$,f 为测量电压或电流的频率。

由式(2.8)可以得出

$$Z = \sqrt{R^2 + \frac{1}{\omega^2 C^2}} \tag{2.10}$$

在图 2.1(b)并联电路中,总阻抗 Z 可表示为:

$$Z = \frac{R(1 - j\omega CR)}{1 + \omega^2 C^2 R^2}$$

$$= \frac{R}{\sqrt{1 + \omega^2 C^2 R^2}} \tag{2.11}$$

基于以上基本概念,可进一步分析人体组织和器官的电特性,建立人体组织和器官等效电路。

人体组织最基本的功能单位是细胞。细胞被一层具有特殊结构和功能的半透性膜所包裹,称作细胞膜或质膜,细胞膜的电特性可用模电容来描述,其容抗 $|X| = 1/\omega C$。对于频率较低的电流,即 ω 较小时,容抗较大;而在高频,即 ω 较大时,其容抗较小。因此可以认为,频率较低的电流不能通过细胞膜进入细胞(图2.1(a))。随着频率的升高,一部分电流将通过细胞(图2.1(b)),而当频率很高时,由于模电容趋近于零,电流将完全穿透细胞。细胞的这种阻抗特性,可用图2.2所示的等效电路表示。其中,C 表示细胞的模电容;R_i 表示细胞内液电阻;R_e 表示细胞外液电阻。

从图2.2的细胞的等效电路可以看出,当电流频率较低时,因容抗 $1/\omega C$ 较大,电流主要流经细胞外液,其电特性主要由 R_e 决定。当电流频率升高时,因容抗 $1/\omega C$ 随之下降,部分电流可从细胞内通过。频率愈高,细胞模容抗愈小,流经细胞内的电流部分愈多。

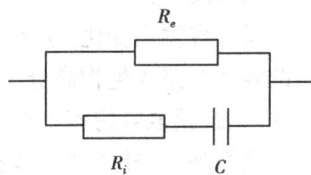

图2.2 细胞的等效电路

电阻抗测量要通过体表电极向人体送入测量电压或电流。电极与人体接触,由于介质间的相互作用,将出现极化电动势,还会发生一些电化学变化过程,从而增加了阻抗测量的复杂性。

例如,把银电极放进生理盐水时,银离子将离开电极进入盐水,待达到平衡时将在电极与盐水(电解液)之间出现电势差。距电极较近处的电势梯度是一定的,即电势降落与距离之间呈线性关系,称为 Helmholtz 层,而距电极较远处的电势梯度不再一定,称为 Gouy-Stem 层。Helmholtz 层与 Gouy-Stem 层构成双重层,形成双重层电容。其容抗进入测量电路,成为总的阻抗的一部分,从而影响测量结果。此外,在通电过程中,电解液还将出现电解过程,改变原电解液的阻抗,在电极附近形成新的阻抗变化。

当电极极化电动势可以忽略,而且测量频率较高,$1/\omega C$ 很小,相当于电容 C 短路可以略去时,阻抗测量结果 Z 接近于被测电阻 R_i。即当频率相当高时,可以把人体阻抗作为纯电阻进行测量,其容抗可以忽略不计。

由于生物组织的结构极为复杂,简单的 RC 组织阻抗模型往往不能准确等效生物组织的电特性。为了更好地仿真实际测量到的生物组织阻抗特性,Cole 兄弟于1940年提出了 Cole-Cole 模型来研究组织阻抗频谱特性,如图2.3,其中 R_S、$-X_S$ 分别为等效电阻和等效电容。所示圆弧的圆心位于实轴或实轴以下。R_0 为在低频端与实轴的交点,R_∞ 为在高频端与实轴的交点,f_c 为组织的特征频率(在此频率点,虚部绝对值最大)。

Cole-Cole 生物组织阻抗特性可由 2.12 式表示:

$$Z = R_\infty + \frac{R_0 - R_\infty}{1 + (jf/f_c)^\alpha} \tag{2.12}$$

α 为一个无量纲的、大于0小于等于1的数值。若 $\alpha = 1$,图2.3所示阻抗轨迹的圆弧的圆

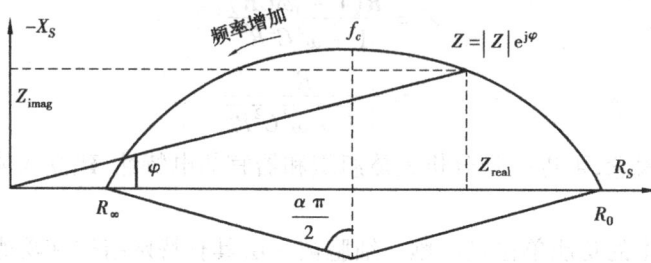

图 2.3　生物组织复电阻抗轨迹图

心恰好落在实轴上。

　　在 Cole-Cole 理论的基础上,1957 年 Schwan 提出了频散理论,表明生物组织的电特性在不同的频段呈显著变化。他发现生物组织内存在三个不同的频率散射,分别称为 α、β 和 γ 频散,生物组织的介电常数和电阻率随着频率变化有三个明显的散射区域,其中 α 频散主要发生在音频频段(几赫兹到几十千赫兹),是由于包围组织内细胞离子层发生变化引起的,表现为细胞膜电容发生变化。β 频散主要发生在射频频段(几十千赫兹到几十兆赫兹),主要由膜电阻的容性短路和生物高分子的旋转松弛所引起。在此频段内,细胞膜电容基本恒定,因而随着频率增加,膜电容的容抗减小,电流由低频时绕过细胞膜只流经细胞外液,到高频时穿过细胞膜流经细胞内、外液,因此表现为电导系数随频率升高而增大,相反介电系数随频率升高而减小。γ 频散主要发生在微波频段(几十兆赫以上),是由于蛋白质和蛋白质结合的水在电场作用下分子的偶极转动所引起。由此可见,在音频频段和射频频段对生物组织介电特性的研究可以同时反映出细胞内液和外液的特征,可用于进行各种临床诊断。

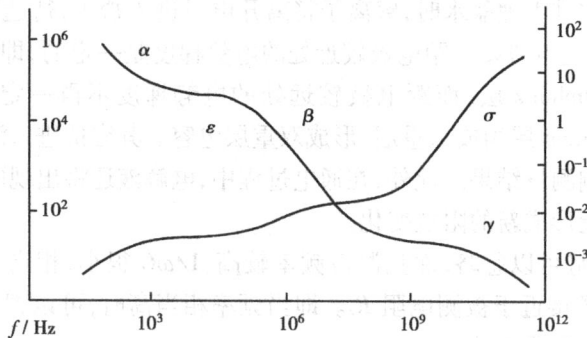

图 2.4　生物组织频率特性曲线

　　至此,生物组织电特性的理论基本形成。此后,生物电阻抗技术逐渐向实用化发展,人体血流图、人体成分分析、电阻抗断层成像等技术成为各国学者的重点研究方向。

　　电阻抗断层成像技术(electrical impedance tomography,EIT)代表了生物电阻抗技术的发展方向。它是继形态、结构成像之后,于近 20 年才出现的新一代更为有效的医学成像技术,具有功能成像、无损伤和医学图像监护三大突出优势,因此是 CT、超声等其他成像技术无法与之相比的。EIT 不使用核素或射线,对人体无害,可以多次测量,重复使用,可以成为对病人进行长期、连续监护而不会给病人造成损伤或带来不适的医院监护设备。加之其成本低廉,不要求特殊的工作环境等,因而是一种理想的和具有诱人应用前景的无损伤医学成像技术。检测与评价人体组织与器官的功能性变化,正是 EIT 技术的优势。

电阻抗谱断层成像,可生成组织阻抗随频率变化的图像,向静态成像发展。由于人体组织复阻抗的实部和虚部均包含着丰富的生理和病理信息,多频率测量的潜力显而易见。世界上已有很多小组设计出多频 EIT 系统来进行生物组织频谱特性的研究,由人体组织复阻抗的实部和虚部包含的丰富的生理和病理信息进行各种临床诊断。本著作设计了多频率激励源,为以后多频率测量打下了基础。

人体电阻并非常数,它主要受以下几个因素影响:

①皮肤电阻的变化。由于皮肤电阻的变化范围较大,其值对人体电阻的影响最大。不同的人,皮肤电阻可能相差很大,即便是同一个人,当其皮肤干燥、洁净、无损伤时,皮肤电阻可高达 $40 \sim 100 \ \text{k}\Omega$;而当皮肤处于潮湿状态或损伤时,则会降低至 $1\ 000 \ \Omega$ 左右;最不利的情况下,考虑皮肤完全破坏,皮肤电阻变为零,人体电阻仅存在内部电阻,如 $500 \ \Omega$。

人体电阻值也会随人体与电极的接触面积、接触压力的增大而降低。

②环境温度。环境温度越高,人体电阻会越小,夏天炎热的天气条件下,人体电阻值要较寒冬天气小得多。

③激励电源的频率。不同频率的激励电源作用于人体,会得到不同的人体电阻值,激励电源频率越高,人体电阻越小。

目前生物阻抗技术存在以下几个技术难点:

①在激励方式上,目前采用较多的还是电流源激励,因为电流源激励模式受未知接触阻抗的影响小,且加到各电极的电流的幅值容易控制,不致引起安全问题。由于实际电极的接触阻抗为 $100 \sim 3 \ \text{k}\Omega$,需要设计的电流源输出阻抗达到 $12 \ \text{M}\Omega$ 以上,否则会产生较大误差。因此,需设计高输出阻抗的电流源才较为理想。

②医学研究表明,人体组织复阻抗的实部和虚部均包含着丰富的生理和病理信息,而复阻抗的虚部信息很微弱大约是实部信息的十分之一,不易提取且虚部信息的大小随激励频率的提高而增强。这就要求激励频率最好能达到几个 MHz 以上,这就给相应的隔离、放大、解调、滤波电路和 A/D 数据采集电路的设计带来困难。

③目前均采用外部激励、体表测量技术,致使被测信号非常微弱且动态范围较大,因而要求测量电路必须具有较高的灵敏度。

④如何从被测信号中提取与生物组织阻抗特性相关的虚实部信息,并利用它对生物组织的生理和病理状况进行描述,也是当前急需解决的关键技术问题之一。

2.1.3　生物阻抗测量方法

对生物组织阻抗的测量,关键在于电极系统的选择。在不同频段有不同的测量方法。一般在低频段采用的方法有电桥法、双电极法、四电极法和四环电极法;在高频段,由于分布参数的影响,一般采用非接触性测量技术和开放端同轴电缆测量技术。

(1)电桥测量技术

电桥法测量的基本原理是在电桥平衡时,平衡臂的电阻 R 和电容 C 就等效为被测生物组织并联或串联等效电路的电阻和电容。一般都是采用电阻箱和电容箱,调节范围比较小,精度也不高,调节电桥平衡比较困难,因此在实际应用中此方法已不多用。

(2)双电极测量技术

双电极测量技术是将幅值恒定的交变电流通过一对电极引入被测生物组织,再通过同一对电极将其两端的电压检测出。由于双电极测量中,电极下被测组织中的电流密度高于被测组织其他部位的电流密度,这样组织各个部分对电阻抗的贡献就不同,使测得的电阻抗与实际电阻抗有较大的误差。同时,电极和生物组织之间还存在着接触电阻,且该电阻还不稳定,这又将引入测量误差。另外,电流流过电极和生物组织电解液时还将产生极化现象,在低频时极化误差比较严重。因此,在精确测量生物组织电阻抗时,双电极法已不多见,已逐渐被四电极法所代替。

(3)四电极测量技术

典型的四电极测量系统包含两对电极,一对电极(电流电极)将恒定幅值的交变电流引入生物组织,另一对电极(电压电极)介于两电流电极之间,检测出被测部位的电位差。由于四电极测量系统中激励电极与测量电极分离,电压电极处于电流密度分布比较均匀的中间段,当采用高输入阻抗的电压放大器时,电压电极与被测组织之间的接触电阻可以忽略不计,同时电极与生物组织电解液之间的极化也可以忽略不计。因此,四电极法较好地克服了双电极法存在的问题,从而可适用于较宽频率范围的生物电阻抗的测量。目前,生物组织的电阻抗测量一般都是采用四电极测量技术。

(4)四环电极测量技术

四环电极测量系统由三对测量电极组成,其中一对电流电极,一对电压电极和一对保护电极,其中两个电流电极分别与两个保护电极相连。由于四环电极测量要求:①被测生物组织的形状必须切成扁平状;②两组环形电极的中心对准和平行度对结果有一定的影响;③生物组织的电特性各向同性。因此,一般用于生物组织的离体测量,而在体测量中仍较少采用。

(5)开放式同轴电缆测量技术

开放端同轴电缆测量技术是自20世纪80年代以来由Bracly和Stuchly发展的一种能对活体组织高频电特性进行无损测量的技术。其关键技术部分是开放端同轴线探头,开放端同轴线测试探头相当于一个传感器,起着把生物组织的电特性(如导电系数、介电系数等)转换成反射系数的作用,只要建立反射系数与电特性之间的关系,就可导出被测组织电特性的计算公式。属于反射法中的一种,主要用于生物组织微波频段电特性的测量。

基于以上各方法的特点,考虑到经济、简便的原则,本研究采用了四电极测量技术。将供电电极与测量电极分离,测量电极处于电流密度分布比较均匀的中间段,这样就很好地克服了皮肤-电极接触阻抗问题以及电极与生物组织电解液之间的极化问题,大大提高了测量精度。测量结构框图如图2.5所示。

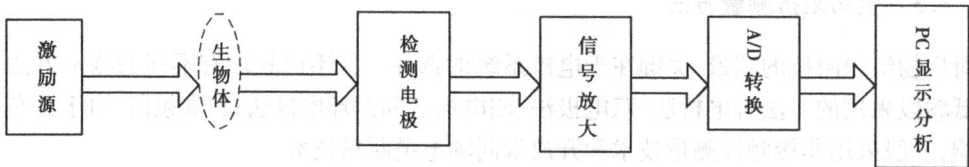

图2.5 生物阻抗测量结构框图

2.1.4　伏安(四电极)法原理

四电极法也称直接法,即临床使用比较多的测定阻抗信号的伏安法。

(1)伏安法阻抗测量基本原理-全电路欧姆定律

伏安法(恒流式阻抗测量方法)的基本原理是向被测对象送入一微弱恒定电流,测量相应的电势差,根据欧姆定律,获得被测阻抗值。测量电极间的电势变化即为被测阻抗的变化。该阻抗随时间的变化规律表示了电极间人体组织的电特性变化,它与人体组织和器官的一定生理、病理状态相对应,可用于研究和评价相应组织与器官的状态和功能变化。阻抗测量方法具有无创、廉价、安全、无毒无害、操作简单和功能信息丰富等特点,医生和病人易于接受。

如图 2.6,根据欧姆定律,A,B 间的电位差为:

$$U_{AB} = I_e \times R_x \tag{2.13}$$

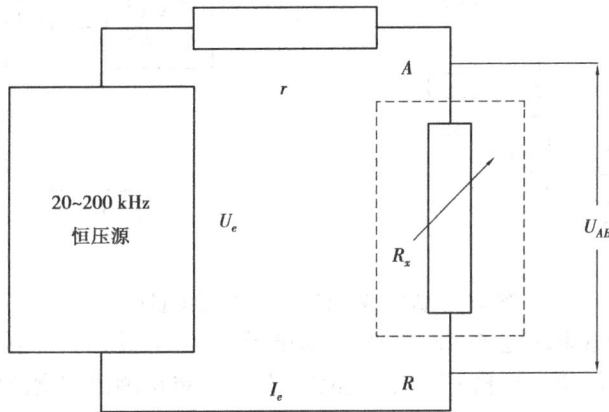

图 2.6　伏安法基本原理

若能保持电路中的电流 I_e 恒定,则 R_x 与 U_{AB} 成线性关系,测量出 AB 两点之间的电位差变化即可得到待测阻抗或电阻的变化。由图可以看出,回路电流 I_e 为:

$$I_e = \frac{U_e}{r + R_x} \tag{2.14}$$

因此,欲使 $I_e = \text{const}$,理论上要求 $r \to \infty$,即要求高内阻的电源。可见,伏安法要求使用恒流源。

(2)生物组织的容积阻抗

阻抗包括电阻和电抗,电抗又可分为容抗和感抗,对于生物体包括人,感抗是可以忽略。因此可以认为,生物体内的阻抗由电阻和容抗两部分构成的。当通电频率足够高时,容抗很小,可以忽略不计,对于人体 $Z \approx R$,即可以把体内的阻抗看成只是由纯电阻构成的。根据这一原理,把机体作为电阻,当适当频率和强度(50～100 kHz,0.5～4 mA)的恒定电流通过被测组织,拾取这段组织的电阻变化信号,即可代表该组织的阻抗变化。阻抗值大小与电流特点有关,也与组织特性有关。因此,血管内血流量、心脏活动和呼吸改变均可引起阻抗的改变。

(3)伏安(四极)法阻抗信号测量系统

伏安(四极)法阻抗测量系统框图如图 2.7。图中 Zsk1、Zsk4 为激励电极与皮肤的接触阻抗,Zsk2、Zsk3 为测量电极与皮肤的接触阻抗,Zb1、Zb2 为测量电极与激励电极间的组织的阻抗。前置放大器 PA 测量的是由缓慢变化的阻抗信号调制了的高频(20~100 kHz,依具体设计而定)信号。经解调和低通滤波处理后,得到基础阻抗 Z0,其值一般为 25~35 Ω。其中随血流的波动的部分经 OA2 放大后输出阻抗的变化部分 ΔZ。阻抗的变化部分经 OA1、C1、R1组成的有源微分电路微分后,输出阻抗微分信号 dZ/dt。将 Z0、ΔZ 及 dZ/dt 数字化后,可输出数字信息。在实际应用中,在被测电路中串联一标准电阻,以接入短路方式操作提供校准方波。

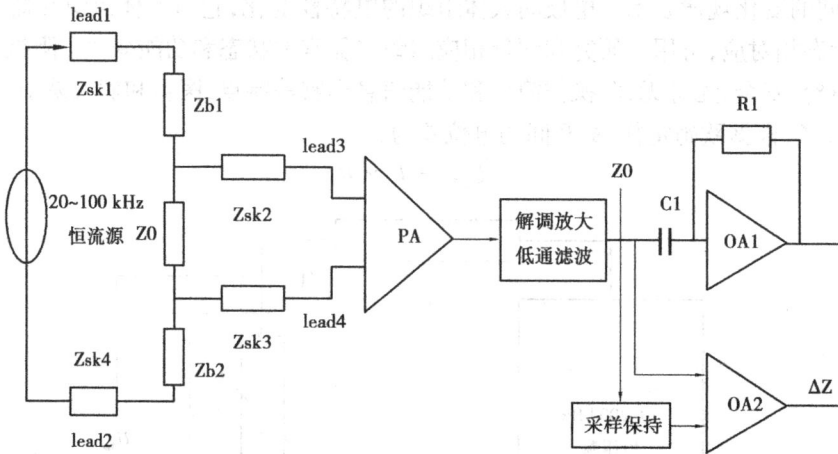

图 2.7 伏安(四极)法阻抗信号测量原理

典型的四电极测量系统包含两对电极,一对电极(电流电极)将恒定幅值的交变电流引入生物组织,另一对电极(电压电极)介于两电流电极之间,将检测出被测部位的电位差。

2.2 阻抗胃动力和本著作目标

2.2.1 阻抗胃动力研究进展

1985 年 Sutton 报告了采用阻抗方法提取胃运动信号的研究工作。他们用 4 电极体表阻抗方法得到了反映胃排空过程的曲线,并从中获取到与胃收缩频率相一致的、2~4 次/min 的胃蠕动信号。随后,Sutton 将阻抗法测得的胃排空时间与染料稀释法得到的结果进行了比较,发现两者差别不大,认为上腹阻抗法能反映胃内容物变化及排空过程。他们还对食物电导率和胃酸变化所导致的影响进行了考察。结果表明,对于不同电导率的定量液体食物,阻抗的变化没有一致的联系;对同一受试者同时测量 pH 值、电导率和阻抗,当食物的导电性增加时,阻抗值和 pH 值下降,阻抗和食物电导率之间不存在线性互反关系。他们还研究了药物对胃排空的影响,观察到在服用胃复安后,阻抗法记录的平均半排空时间显著低。Sutton 的研究工作卓有成效,为采用阻抗方法提取胃动力信息奠定了良好的基础。

1987 年 Familoni 将阻抗方法和胃电测量同步进行以获得胃电活动和胃收缩的信息,他们采用有限圆柱近似模型进行研究,并进行了三维功率谱计算和相关性分析。结果表明,只要合理放置电极就可以通过阻抗方法无创伤检测胃电和胃收缩活动信息,而且可以通过体表胃电波形(EGG)的分析获得胃内电活动的运动方向。

1992 年 Kothapalli 建立了一个腹部三维模型以研究相关因素对胃阻抗的贡献,分析了当电流激励电极和电压检测电极位于不同的位置时,阻抗信号与食物容量、电阻率和胃收缩的关系。研究表明,当检测电极靠近激励电极时,阻抗信号的变化与进食量呈正线性关系,对于高电阻率的食物,阻抗信号的幅度随着进食量的增加而增大;而对于低电阻率的食物,随着进食量的增加而降低。食物的电阻率与电阻抗信号的关系是非线性的。阻抗信号的变化与远端胃环状平滑肌的收缩呈线性关系,而与食物的电阻率呈非线性关系。电极的安放位置对于胃阻抗信号的检测至关重要,研究采用了 7 种电极位置的组合形式,表明阻抗信号是电极位置和结构的函数。

1997 年 Murphy 为研究药物对胃阻抗信号的影响,以生物电阻抗法作为胃排空检测手段比较了镇痛药盐酸曲马多和吗啡对人体胃排空的影响。Nakae 应用电阻抗断层成像(electrical impedence tomography, EIT)方法对年轻和老年健康人进行了胃排空测量,研究年龄对脂类胃排空的影响。结果表明,脂类食物增加了老年人的胃排空延迟,服用脂肪酶会加速脂类食物的排空。Hadi 采用三种不同配比(糖、脂肪、热量)的试餐,在胃底、胃体和胃窦三个部位进行了电阻抗法与闪烁扫描法胃排空实验。结果表明,在胃体的测量结果能较好地反映胃的排空特性。Giouvanoudi 2003 年用电阻抗法与闪烁扫描法对不同受试者进食相同试餐后的胃排空情况进行了实验比较,以获取阻抗法测量胃动力的生理解释。实验结果表明,对于相同成分不同能量的食物,用阻抗法测定的半排空时间小于闪烁扫描法测定的时间。当食物的能量增加时,两者的差异更加明显,提示存在附加的胃部生理过程对阻抗信号影响,其原因是消化过程中的胃酸分泌使胃内容物电导率发生变化,因而阻抗测量得到的半排空时间较低,提示胃部阻抗测量还可用来估计胃酸分泌。

EIT 技术是近 20 年才发展起来的新一代医学成像技术,具有功能成像、无损伤和医学图像监护三大突出优势。EIT 以图像形式给出检测结果,无论在灵敏度或获取信息的数量与质量上都超过普通阻抗方法。但是 EIT 技术采用的电极数多,测量中产生的干扰更大,操作麻烦,目前该技术发展还很不成熟。

综上所述,以上检测方法大多仅仅进行了胃排空时间的测量,而且阻抗信息的提取尚需继续深化以提高重复性、稳定性,信号中噪声干扰很大,测得的半排空时间也不稳定。胃阻抗检测技术在信号处理方面大多采用传统的信号处理方法,因阻抗信号微弱,低频,干扰大,所以信号的分离与处理技术有待于进一步完善,本专著拟采用小波变换这一新的时频分析技术用于胃阻抗信号处理,提取相关的特征参数信息。

本著作采用无创伤生物阻抗方法与同步胃电检测的有机结合,建立一种全新的、无损伤胃动力学信息提取与评价方法。将通过食物消化过程中,胃电,胃的形态、容积及胃内容物组成情况的电-机特性变化提取整个电-机过程的胃动力学参数,并借助频谱和能谱分析等手段从电-机复合系统的认识高度鉴别、评价与胃肠生理、病理条件相应的胃动力状况及其变化规律。

2.2.2　本著作中研究的问题和目标

(1)主要内容

①体表无创阻抗胃动力信息提取方法,完成胃运动信号提取的方法学研究和检测系统设计。

②利用阻抗检测电极提取同步胃电信号,作为胃运动及传导时相分析的生理时标和比较参照对象,研究胃运动节律性变化与传导评价方法。

③胃动力、同步胃电信号的参数设置、提取和应用分析。借助频谱和能谱分析等手段处理,分析阻抗胃动力,胃排空和同步胃电信号;正确分离胃电,胃收缩,胃排空,肠蠕动,呼吸,及测量过程干扰等频率极为相近的极低频信号。研究胃动力电-机过程的节律性、传导性和排空效果相关参数的提取与评价方法。

④构建胃动力学检测与评价方法学研究专用实验装置软、硬件系统。

⑤进行胃动力学在体检测与评价检测实验,完成无损伤胃动力学信息提取与评价方法学研究,评价其应用前景。

⑦探索 EIT 胃动力的方法学研究,为胃动力空间信息研究打下基础。

（2）关键技术问题

①从电-机复合系统的高度认识胃动力学规律,认识与胃生理和病理状况相联系的胃电和胃阻抗特性,从而将生物阻抗方法与同步胃电检测有机地结合,实现无创提取整个电-机过程的胃动力学信息。

②胃动力信息处理方法研究。正确分离胃电,胃收缩,胃排空,肠蠕动,呼吸、测量过程干扰等频率相近的极低频率信号是本研究胃动力信息提取的难点之一。

③胃动力信息分析、评价方法研究。胃动力参数的分析与评价方法必须考虑胃电活动,胃收缩与胃排空等环节的联系、变化和因果关系,要有效地反映电起搏-引导-收缩-控制-效果,即整个电-机复合过程中胃动力学状态及其变化规律。分析、评价方法的有效性关系到本方法学研究的成败。

（3）小结

本章概述了胃肠疾病,其发病率高与胃动力异常密切相关,该类疾病常见、多发,严重影响人们生活质量,形成了胃动力研究的热点。

常规胃动力测量方法有限,且多有创、有害,或操作困难、价格昂贵。仅从机或电的角度测量某一、两项指标,与整个消化过程的胃动力变化相关性不强,难于全面、准确反映胃肠道动力与消化生理、病理变化规律。胃动力学研究和临床应用的进步和发展需要能全面、有效的胃动力检测与评价的新方法。

本章对本著作采用的基于阻抗和同步胃电综合评价胃动力的方法进行了现状、技术特点和应用领域的分析讨论。阻抗胃动力评价的关键是如何获取清晰的胃运动信号,设置合理的胃动力学参数,建立有效的胃动力评价方法。这也是本著作解决的技术难点和创新点。

第**3**章
胃动力评估系统

本章主要讨论胃动力信息检测与评估实验系统的设计，包含硬件电路系统，软件程序设计以及检测参数设计。最后展示系统设计样机和软件运行效果。

3.1 胃动力信息检测系统

胃动力信息检测系统主要包含：恒流源、电极系统、数据采集系统、数据通信系统、以及计算机信息处理系统等5部分组成。图3.1是胃动力信息检测系统原理框图。

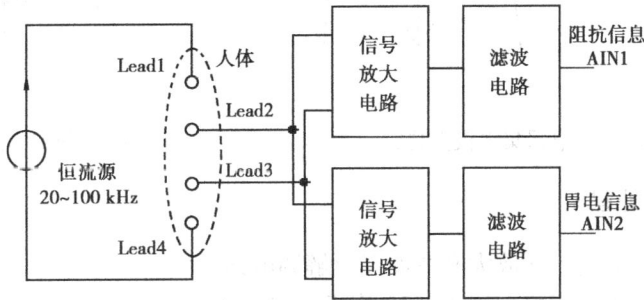

图3.1 胃动力信息检测系统原理框图

3.1.1 恒流源

胃动力信息检测系统的恒流源采用了集成函数发生器 ICL8038 为正弦波发生器。输出波形由式(3.1)给出

$$T = t_1 + t_2 = \frac{5}{3} R_A C \{ 1 + [B_B / (2 R_A - R_B)] \} \tag{3.1}$$

适当选择外部电阻 R_A 和 R_B 和 C 可以满足方波等信号在频率、占空比的全部范围调节。输出频率为 50 kHz，可选定一组 R_A 和 R_B 和 C。将 7 脚和 8 脚短接，使 ICL8038 以最高的工作频率输出。取电阻 $R_A = R_B$，则输出波形的占空比为 50%。由 $C = 3TI / (VCC - VEE)$ 可算出 C。在 11 脚与 12 脚之间接 82 kΩ 的电阻，使得输出波形的失真度小于 1%。

采用了 NEC 公司的 NE5532 构成同相运算放大电路。由于 ICL8038 函数发生器输出的正弦波信号经放大后仍然是电压信号,不符合激励源要求的恒流源,故需要加一级 V/I 转换电路。采用了 CA3080 电压/电流转换芯片来实现 V/I 转换。最后恒流源设计输出 50 kHz,4 mA 电流。

3.1.2　电极放置

本胃动力信息检测系统采用了 4 电极法,一对为激励电极;另一对为信号采集电极。胃电和阻抗胃运动信号共用信号采集电极,信号采集后分路进行各自的信号滤波和送入信号采集设备的两个 A/D 通道。电极选用通用的 Ag-AgCl 惰性电极。

电极在人体腹部体表的安放原则是:激励电极在胃区不同剖面的两端,形成恒流源电场,信号采集电极在需要获取胃的切面的对应体表位置。因此可以形成不同应用要求的电极放置方式。

图 3.2 是胃横截面信息采集电极安装法,可以获取到信号采集电极间的胃运动阻抗信号;图 3.3 采集沿着胃纵截面方向的胃运动阻抗信息。具体的电极安装方法可以根据检测应用实验要求和生理意义进行调整。

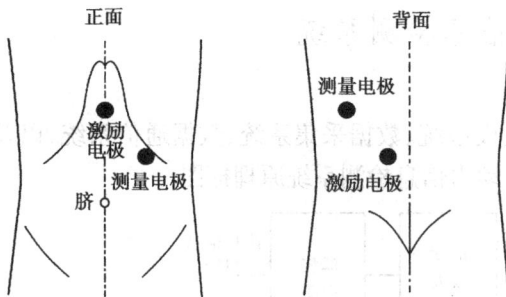

图 3.2　胃横面信息采集电极安装法　　　　图 3.3　胃纵面信息采集电极安装法

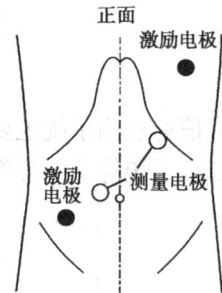

3.1.3　信号预处理

阻抗信号预处理电路包括放大和滤波以及解调电路。

第一级放大器采用仪用放大器 AD620 构成。AD620 具有高共模抑制比(CMRR)、高输入阻抗、低功耗、低噪声和低输入偏置电流等特点。它只需要调节 1 脚和 8 脚间的一只外部电阻 R_g 就可设置 1 ~ 1 000 的放大增益。考虑到阻抗胃动力信号的交、直流成分相差较大,第一级放大器的增益不能太高,否则会导致放大器饱和。取 $R_g = 1$ kΩ,故增益 $G = (1 + 49.4)$ kΩ/R_g = 50.4。

第二级放大器采用了高精度、低功耗、低工作电压且系统输入和输出范围宽的运算放大器 OP293。用于提高输入信号动态范围,增加后级信号驱动能力。

第一级滤波是由 R、C 组成的高通滤波器,用来滤除一些对系统极为不利的低频干扰信号。允许调制阻抗信号的 50 kHz 载波信号通过。根据 RC 滤波器的公式 $f = 1/2\pi RC$ 可得截止频率。

第二级滤波是由 R、C 和 OP293 单电源运算放大器组成的二阶低通有源滤波电路。

本电路中还选用 AD536A 作为核心器件实现解调及 A/D 转换。AD536A 是 AD 公司推出的一种能够将直流/交流信号快速转换成真有效值输出的集成芯片。它的输出近似等于输入信号的有效值。

胃电信号被电极拾取后进行常规的放大、滤波处理。

在设计中采用两级放大电路设计,前置放大电路的性能指标决定整个电路的输入特性,因此选用高输入阻抗、高共模抑制比、低噪声和低功耗的 AD620 芯片。后级放大电路采用精密、微功耗运放 OP293。

由于绝大多数的集成仪器放大器的共模抑制比与增益相关:增益越高,共模抑制比越大。而集成仪器放大器作为生物电前置放大器时,极化电压的存在使前置放大器的增益只能在几十倍以内,这就使得其作为前置放大器时的共模抑制比不可能达到最高,要在前置放大器后设置后续放大器来提高系统的增益。

以 AD620 为主构成的放大部分通过改变电阻调整增益。在电路中引入了采用 OP293 构成的直流补偿电路,使得直流耦合放大器成为交流耦合放大器,以此来去除极化电压的影响。由 R,C 和 OP293 构成有源低通滤波器和有源高通滤波器来组成逐级滤波电路。

3.1.4　数据采集系统

ADμC834 芯片是 AD 公司推出的集 A/D、D/A、PGA、PSM、WDT 和 Flash Memory 8051 CPU 等多种功能为一体的采集芯片,特别适合温度、压力等变化缓慢以及直流或低频信号的测量。它集成有两个互相独立的高分辨率∑-ΔADC,一个是 24 位无误码主 A/D 转换,另一个是 16 位无误码从 A/D 转换,前端带有多通道、可差分输入和放大倍数可编程的放大器,后端带有可编程数字滤波器;62 kB 片内闪烁程序存储器,4 kB 片内闪烁数据存储器;8052 内核;UART 串口等。

ADμC834 单片机系统由单片机最小系统、通信接口电路等组成。ADμC834 采集系统实现数据的采集、A/D 转换及数据传输等任务;时钟频率为 32 768 Hz;程序通过串口下载;由 AIN1 通道采集胃阻抗信号,AIN2 通道采集胃电信号。

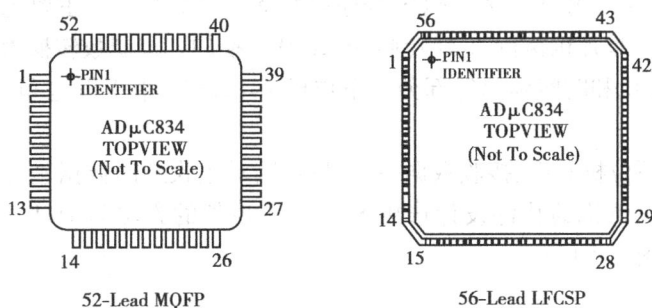

图 3.4　ADμC834 的两种规格图

3.1.5　数据通信

数据通信采用 ADμC834 的通信接口电路,配以光电耦合芯片、RS232 电平转换芯片(MAX232)完成单片机到计算机的信号通信工作。数据通信包括下位单片机和上位 PC 机的程序设计以及通信协议设计。通信协议通过发送一个字符来建立,通信协议分为测试端口、采集信号、停止采集三部分。测试端口功能是用于测试仪器与电脑的通信情况,采集信号功能是用于启动仪器采集胃部信息,停止采集功能是暂停数据的采集。通信的具体流程如图 3.5 所示。

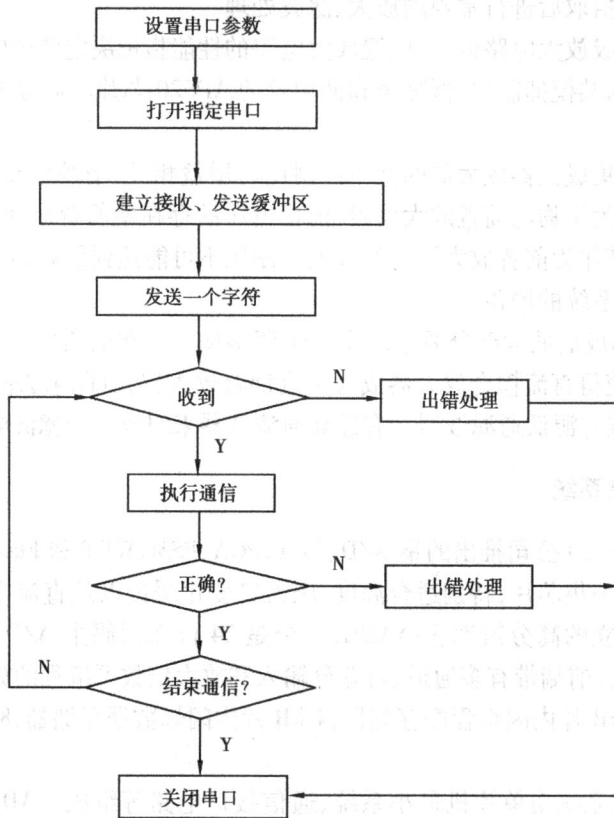

图 3.5　上位机通信流程图

下位机 ADμC834 采用顺序设计方法,程序以查询的方式编写。主要包括 ADμC834 接收到 PC 机发来的信息、单片机执行 A/D 转换、把 A/D 转换的二进制数转换为十进制数、从单片机把数据传送给 PC 机和时间延迟等部分。下位机 ADμC834 采集胃电和阻抗胃运动信号的采样率皆为 5 Hz。

计算机负责与下位机联系、接收数据并加以存储、对接收到的数据进行显示等,并通过界面提供人机接口。上位机的软件设计选用 SPCOMM 控件的方法与 DELPHI 高级语言编程。通信程序流程图如图 3.5 所示。

3.1.6　安全性考虑

本检测系统要用于人体实验测量,因此严格按照医用仪器标准进行安全性设计。电源采用了 DC-DC 隔离技术,数据通信采用了光电耦合,实现检测系统与上位机的隔离;信号调理部分也采用光电耦合,完成了与人体接触的电极与检测系统的隔离。保证了本检测系统应用的安全性。

图 3.6 是本检测系统核心电路板照片。右半部分为核心电路,左半部分为测量电极。

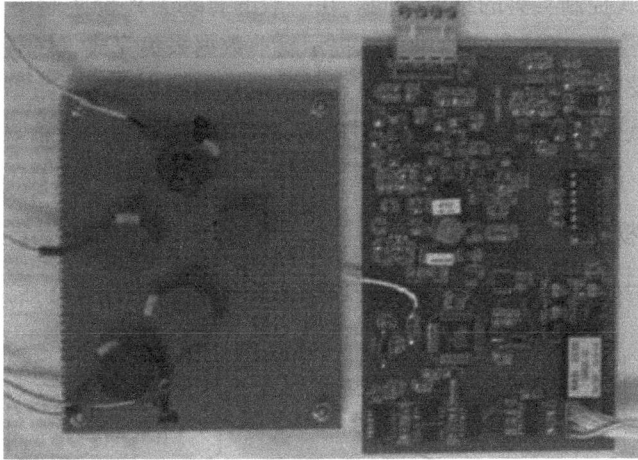

图 3.6　核心电路板照片

3.2　胃动力信号分析系统设计

胃动力信号提取与分析系统主要包括数据采集模块、管理数据库、胃蠕动和胃电信号提取与分析模块、参数计算、报告生成等 5 个模块程序,如图 3-7 所示。

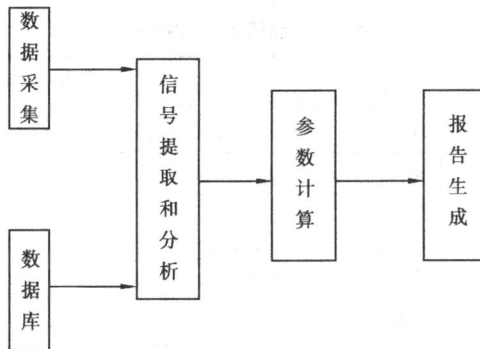

图 3.7　胃动力信号分析系统模块图

3.2.1　数据采集模块

数据采集模块主要包括上、下位机通信、设备自检、信号采集与存储等功能。

上、下位机通信模块完成上位机与下位机系统的握手功能,建立通信联络。本分析系统以上位机发送 aa,收到 aa;再次发送 aa,收到 aa 的方式实现握手,从而建立一个简单的通信协议。在正规应用的系统上可以考虑更加复杂的通信协议,增强系统的保密性和可靠性。

设备自检模块主要用于诊断下位机能否正常应答、通信接口是否在工作状态等硬件和接口功能及其可靠性测量。

信号采集与存储功能模块可实现不同的信号采集模式,可以自动或者人工干预的方式采

27

集信号,根据实验模式控制实验的结束时间。在一般的胃动力评价实验中可以设定信号采集时间长度,到时自动停止;在试餐实验中可以提示餐前数据采集完成,试餐过程中暂停,餐后采集时间也可以自由设置或者显示采集时间由实验人员控制停止时刻。数据存储模块以人机交互形式输入文件名,选择存储目录方式存储实验数据;或者按照病历信息数据库入库原则自动存储实验数据。

3.2.2 数据库模块

数据库包括病历信息数据库以及实验数据和参数数据库,如图3.8 所示。

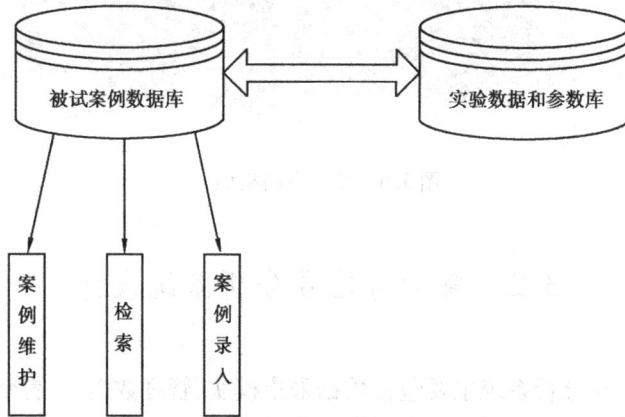

图 3.8　数据库操作图

表 3.1　病历信息数据表

编　号	名　　称	代　号	含　义
1	编号	ID	检查的编号,自动产生最好,唯一标志符
2	姓名	Name	被试姓名
3	性别	Sex	性别
4	年龄	Age	年龄
5	职业	Lab	职业
6	地址	Add	通信地址
7	病况	Illness	病情:采用 255 字节,包括诊断信息
8	检查方式		胃蠕动,液体排空,固体排空(多选一的方式)
9	检测日期	Date	系统日期(自动添加)
10	检测时间	Time	系统时间(自动添加)
11	病人相片	Photo	预留病人相片资料
12	数据文件链接		文件名由病例 + 编号决定
13	数据文件链接		预留
14	预留1	Reserve 1	为以后扩充数据表而保留字段

续表

编号	名称	代号	含义
15	预留 2	Reserve 2	为以后扩充数据表而保留字段
16	预留 3	Reserve 3	为以后扩充数据表而保留字段
17	预留 4	Reserve 4	为以后扩充数据表而保留字段

病历信息数据库包括受试者基本信息:病人姓名、年龄、通信地址、联系电话、工作性质等信息、医生初诊报告、检测时间、系统状态等详细的电子病历数据库。采用 DELPHI 中 Tdata-sources 和 Ttable 等控件联合操作,并采用结构式查询语言(structured query language,SQL)实现对数据库录入、检索、维护等操作。

实验数据和参数库是与病历信息数据库关联的另一数据库,该数据库通过病人 ID 号进行关联操作。数据库中包含了指示原始数据文件名信息的字段、通过系统分析得到的所有参数也都分配字段保留下来,可在病例达到一定数量时进行统计分析和处理。

表 3.2　病人参数数据表

编号	名称	数据库中的代号	含义
1	编号	ID	检查的编号,自动产生最好,唯一标志符
2	阻抗低频功率	IMGLtpower	0-2CPM 的功率积分
3	阻抗中频功率	IMGNtpower	2-4CPM 的功率积分
4	阻抗高频功率	IMGHtpower	4CPM 以上的功率积分
5	胃电低频功率	EGGLtpower	0-2CPM 的功率积分
6	胃电中频功率	EGGNtpower	2-4CPM 的功率积分
7	胃电高频功率	EGGHtpower	4CPM 以上的功率积分
8	阻抗主频	IMGDPfreq	支配频率
9	阻抗主频功率	IMGDPfreqpower	支配频率下的功率
10	阻抗平均频率	IMGDPAVfreq	每分钟的支配频率的均值
11	阻抗平均功率	IMGDPAVpower	每分钟的支配频率下的功率均值
12	阻抗变异频率系数	IMGPICf	频率变化特征的量化值
13	阻抗变异功率系数	IMGPICp	功率变化特征的量化值
14	胃电主频	EGGDPfreq	支配频率
15	胃电主频功率	EGGDPfreqpower	支配频率下的功率
16	胃电平均频率	EGGDPAVfreq	每分钟的支配频率的均值
17	胃电平均功率	EGGDPAVpower	每分钟的支配频率下的功率均值
18	胃电变异频率系数	EGGPICf	频率变化特征的量化值
19	胃电变异功率系数	EGGPICp	功率变化特征的量化值

续表

编号	名 称	数据库中的代号	含 义
20	阻抗正常节律比例	ARRIMG	阻抗正常节律所占的比例
21	胃电正常节律比例	ARREGG	胃电正常节律所占的比例
	餐后数据		对于餐前、餐后对比测试,则以下为餐后数据,其定义与餐前相同
22	阻抗低频功率	MIMGLtpower	
23	阻抗中频功率	MIMGNtpower	
24	阻抗高频功率	MIMGHtpower	
25	胃电低频功率	MEGGLtpower	
26	胃电中频功率	MEGGNtpower	
27	胃电高频功率	MEGGHtpower	
28	阻抗主频	MIMGDPfreq	
29	阻抗主频功率	MIMGDPfreqpower	
30	阻抗平均频率	MIMGDPAVfreq	
31	阻抗平均功率	MIMGDPAVpower	
32	阻抗变异频率系数	MIMGPICf	
33	阻抗变异功率系数	MIMGPICp	
34	胃电主频	MEGGDPfreq	
35	胃电主频功率	MEGGDPfreqpower	
36	胃电平均频率	MEGGDPAVfreq	
37	胃电平均功率	MEGGDPAVpower	
38	胃电变异频率系数	MEGGPICf	
39	胃电变异功率系数	MEGGPICp	
40	阻抗正常节律比例	MARRIMG	
41	胃电正常节律比例	MARREGG	
⋮	⋮	⋮	⋮
42	特色系数1	Reserve10	为研究和临床应用的发展预留的系数
⋮	⋮	⋮	⋮
50	特色系数9	Reserve18	为研究和临床应用的发展预留的系数
51	预留1	Reserve19	为研究和临床应用的发展预留的系数
52	预留2	Reserve20	为研究和临床应用的发展预留的系数

数据设计采用面向对象型设计技术,不同数据库采用关联技术操作,而且为了以后便于升

级扩展,很多字段作了预留。

3.2.3　信号提取模块

信号提取模块的主要功能是对采集的原始信号进行小波变换信号处理。小波变换程序的实现与傅立叶变换一样,也有基 2 的程序设计算法,即以 2 的 n 次方为计算长度的算法。作一维多分辨分析用 MALLAT 算法进行。具体的算法原理已在本文第二章阐述,程序核心模块代码见本文附录。

本文第二章已经述及信号分解程序的设计思想,即小波分解就是采用母小波与信号进行一系列的卷积运算,达到信号滤波的目的。信号提取框图如图 3.9 所示。

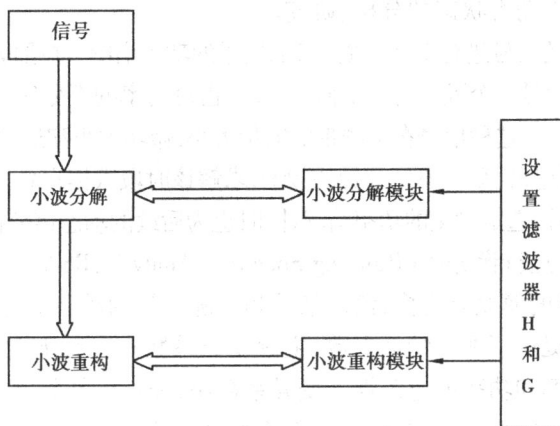

图 3.9　信号提取框图

信号模块:用于将进行小波多分辨分析的信号写入一个数组。一般选择信号的长度为 2 的 n 次方,如果长度不足,可以采用周期延展全部信号段的方法。也有学者讨论了不同补充信号段的方法以及效果,差别不是太大,比较公认的是采用周期延拓的办法。根据系统设计,采集了阻抗信号和同步胃电信号。因为胃电信号与阻抗胃运动信号频带一致,因此本系统对胃电信号也进行小波变换处理。

滤波器设置:即选择不同的小波基函数。可以自己构造,也可以选择公认的适合该信号处理的函数。我们选择了 DB 系列的小波基函数。H 为小波函数的低通滤波器,G 是高通滤波器,信号小波分解的实质就是信号与 H 卷积获取低频成分;信号与 G 卷积获取高频成分。

小波分解模块:执行小波分解算法,设计成一个子函数可供调用。

小波重构模块:执行小波重构算法,设计成一个子函数可供调用。

小波分解:一共调用 5 次小波分解模块,完成 5 级小波分解算法。

小波重构:一共调用 5 次小波重构模块,完成 5 级分解后信号的低频成分重构,计算出所需要提取的信号。

3.2.4　参数计算模块

在完成信号提取后,根据重构的信号进行了胃动力参数计算。

①频域分带:根据国际、国内目前比较认可的胃电、胃运动判别方法,本设计的频带将

0~2 cpm 划分为胃运动低频带,对应于临床的胃动过缓;2~4 cpm 为正常节律频带;4 cpm 以上为胃运动高频带,对应于临床的胃动过速。同步胃电信号的频域分带与此相同。

②支配频率的确定:在每分钟的胃动力信号中,进行 FFT 运算,求解信号功率谱,定义谱线中最大值出现的频率位置为支配频率(也可称为主频)。如果支配频率位于 0~2 cpm 频带,则判定此时刻为胃动过缓(Bradygastric);如果支配频率位于 2~4 cpm 频带(Normal),则此时胃运动属于正常节律;同理,大于 4 cpm 则判断为胃动过速(Tachygastric)。如难于确定支配频率出现的区间,则判定此时胃运动节律紊乱(Arrhythmia)。本系统以分钟为单位对所有采集信号进行了不同频段的支配频率的统计分析,给出了不同频段信号所占的次数百分比。

③时域测量:显示选定的一段阻抗胃动力和同步胃电信号的波形,测量其幅值,用于对胃动力信号的时域测量和胃动力状态的分析、研究。

④频域测量:将获取的信号进行 FFT 运算,获取信号的功率谱图。按照频域分带计算各个频带的功率积分,给出胃动力信号三个频带的能量输出,及其占总功率的百分比。其生理意义是信号在不同频带的能量强度,表达了这种信号在该频带的能量大小,做功大小和运动的强烈程度。

⑤每分钟频谱分析:按照需要计算每分钟的频谱,求解该时段数据在各个频带的功率。每分钟频谱的实现表达了信号在该选定时刻的功率情况,同时也为后续的动态谱分析打下基础。

⑥动态谱分析:也称运行谱分析(Running Spectrum Analysis,RSA)。本系统以每一分钟为分析时段,连续计算信号的傅立叶变换,给出信号频谱随时间的动态变化情况,即动态谱。

⑦特征参数:设计、提供了两个特征参数,主频变异系数和主频下功率变异系数。两个参数分别表示了信号的频率和功率的稳定性。变异系数小,表示信号节律和功率输出稳定,反之则该信号的稳定性差。频率变异系数 IC_{Freq} 的定义如式(3.2):

$$IC_{Freq} = \frac{SD_{Freq}}{DF_{Avgnormal}} \tag{3.2}$$

$DF_{Avgnormal}$ 为所有主频在 2~4 cpm 的动态谱段的支配频率均值。SD_{Freq} 由式 3.3 计算。

$$SD_{Freq} = \sqrt{\frac{\sum_{k=1}^{S}(DF(k) - DF_{Avg})^2}{S}} \tag{3.3}$$

式中　$DF(k)$——第 k 个动态谱段的支配频率,即主频;

　　　DF_{Avg}——所有动态谱分段的支配频率;

　　　S——用于计算的动态谱段数目。

主频下功率变异系数 IC_{Power} 的定义如式(3.4):

$$IC_{Power} = \frac{SD_{Power}}{DP_{Avgnormal}} \tag{3.4}$$

$DP_{Avgnormal}$ 为所有主频在 2~4 cpm 的动态谱段的支配功率均值。SD_{Power} 由公式(3.5)计算。

$$SD_{Power} = \sqrt{\frac{\sum_{k=1}^{S}(DP(k) - DP_{Avg})^2}{S}} \tag{3.5}$$

式中　$DP(k)$——第 k 个动态谱段的支配功率,即主频下功率;

　　　DP_{Avg}——所有动态谱分段的支配功率;

　　　S——用于计算的动态谱段数目。

⑧电-机耦合参数:依据生理学的解释,胃电是胃运动的电激励信号源。在胃电慢波信号上叠加锋电位则产生胃收缩运动,只有胃电慢波不一定产生胃的蠕动。本著作希望探讨出一种方法可以表达这种电-机耦合机制,并通过这种机制进一步评价胃动力功能。初步设计的、表征这种关系的几种参数包括了胃电和胃阻抗信号同步分析的图谱参数,即在选定的3分钟内由研究人员交互式确定两种信号的耦合程度、时间位相出现的差异程度,胃电正常节律百分比与胃阻抗正常节律百分比的比例。这个比例接近100%,则表示两种信号的对应程度高。胃电和阻抗胃动力信号的相关系数,表示两个信号的波形相似程度。以及其他同类型参数的对应比值,皆可表示胃电与胃阻抗的耦合程度。

3.2.5　报告生成模块

报告生成模块主要是从参数计算结果中或者病例参数数据库中调用相关内容,按照设定输出报表,打印检测结果报告。

检测结果报告的输出格式如图3.10所示。

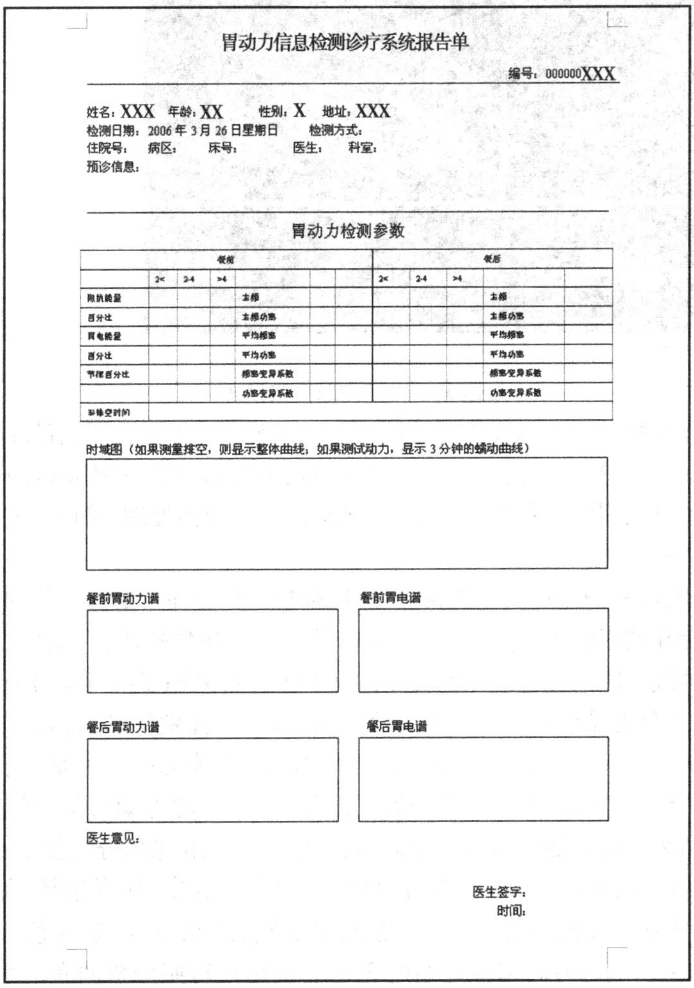
胃动力信息检测诊疗系统报告单

编号:000000XXX

姓名:XXX　年龄:XX　性别:X　地址:XXX
检测日期:2006年3月26日星期日　检测方式:
住院号:　病区:　床号:　医生:　科室:
预诊信息:

胃动力检测参数

餐前							餐后				
	2<	2-4	>4				2<	2-4	>4		
阻抗能量				主频						主频	
百分比				主频功率						主频功率	
胃电能量				平均频率						平均频率	
百分比				平均功率						平均功率	
节律百分比				频率变异系数						频率变异系数	
				功率变异系数						功率变异系数	
半排空时间											

时域图(如果测量排空,则显示整体曲线;如果测试动力,显示3分钟的蠕动曲线)

餐前胃动力谱　餐前胃电谱

餐后胃动力谱　餐后胃电谱

医生意见:

医生签字:
时间:

图3.10　检测结果报告样张

3.3　系统设计结果

本著作中胃动力检测与评价系统的信号分析和专用软件主要包括信号采集和回放窗口;数据库管理窗口;分析结果窗口等,分别如图 3.11,图 3.12,图 3.13 和图 3.14 所示。

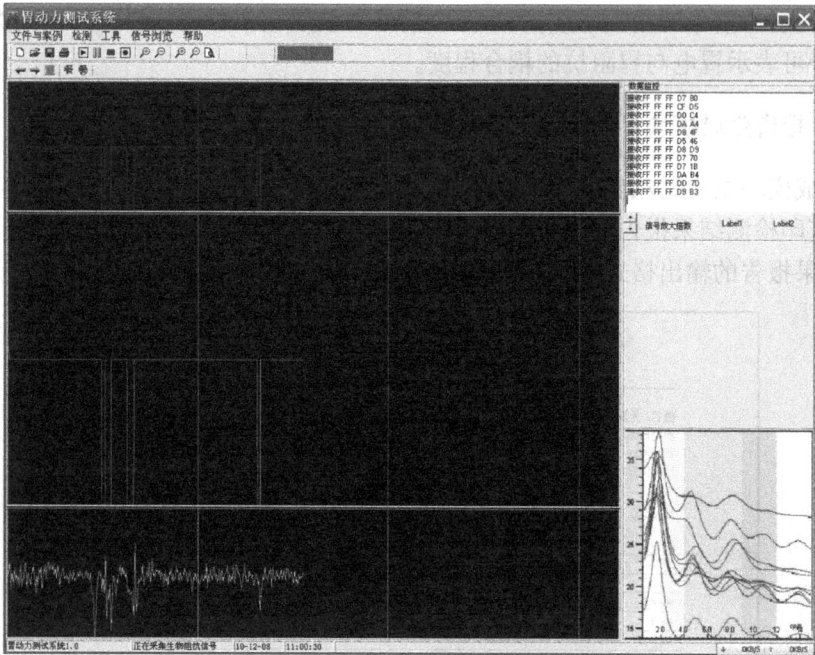

图 3.11　信号采集主界面

信号采集主界面就是信号采集和回放窗口。在本界面上可以实现信号的采集参数设置;信号采集和控制;采集数据实时监控;信号全程显示、采集后回放;病例的打开、存储和所有功能菜单的操作。也可调用已经获取的信号进行分析、研究和再处理,将确定的干扰信号在本界面进行删除、剪辑等。

图 3.12 上部的每一条为一病例的相关信息,包括在数据库中的参数等内容。每一病例的参数结果都被存储在这张表中,这样的列表有利于各病例参数的比较,还可以方便地导出,进行统计学分析和处理。因为测量结果的临床意义和解释都来源于统计学分析结果。

图 3.12 下半部分为受检者病案录入界面。输入姓名、性别等基本信息,由系统自动产生病案编号,是唯一 ID,不重复。该界面还提供对数据库的检索和受检者基本信息修改等操作。

图 3.13 是交互式分析界面,本界面分为几部分,提供了对胃动力信号的交互式分析。最上面的曲线框是所采集数据的全时程压缩显示,其中的红色和绿色分别显示餐前,餐后实验采集数据。横坐标为时间(min),纵标为阻抗(Ω),可用鼠标点击,任意选择所需分析数据的时间起点。图 3.13 中部曲线框为采用 MRA 提取的阻抗胃运动信号(蓝绿色)和同步胃电信号(紫色),其长度为从所选定时间起点开始的 3 min,供用户对照分析两者的耦合程度、时间延迟等电-机耦合关系。点击本窗口还可以测量时刻、阻抗数据、胃电电压数据。图 3.13 中间右部为动态谱信号,每分钟显示为一条谱线,采用不同颜色标注出其支配频率所处的频带,蓝色

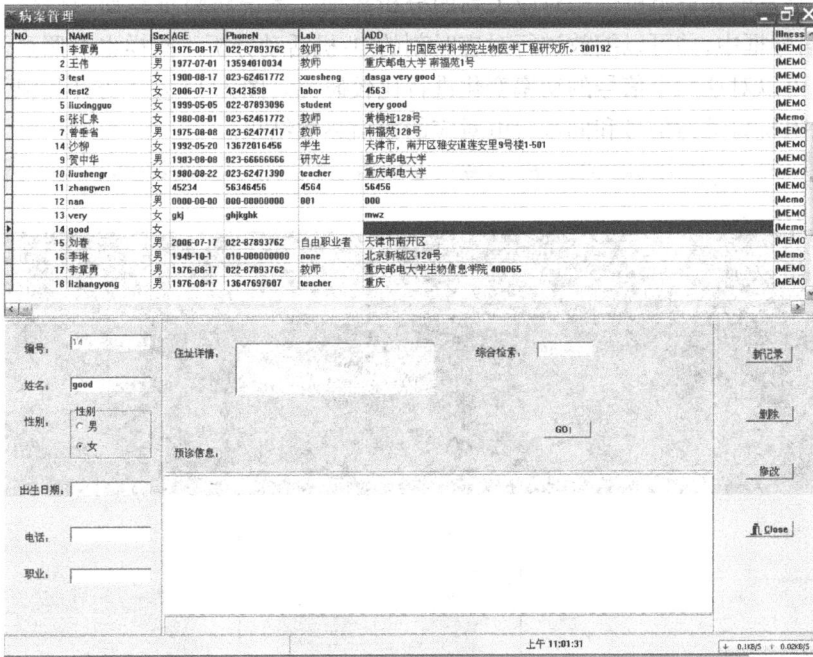

图 3.12　数据库主界面

为正常节律,橙色为胃动过速,红色为胃动过缓,黑色为胃运动紊乱。最左边的短红线表示目前选定的观察信号时刻。图 3.13 下部的两个图框分别显示餐前总功率谱和餐后总功率谱,提供试餐前后胃运动的功率输出情况的比较。图 3.13 最左边的表格是每分钟的各频带功率信号,频带分布,变异系数等参数结果显示。

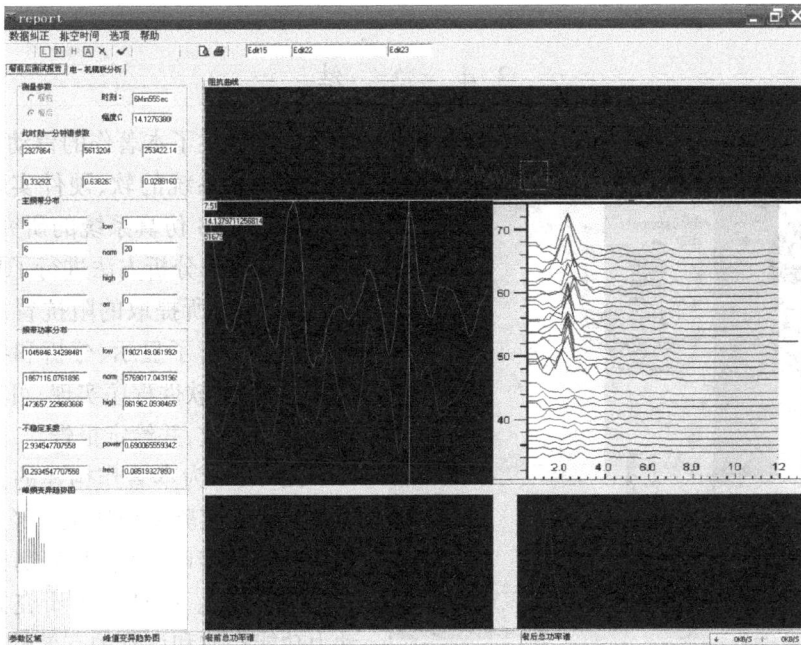

图 3.13　分析结果界面

图 3.14 是胃电和胃阻抗信号对应关系的分析界面。系统将阻抗胃动力信号和同步胃电显示在一个信号框中,并可以缩放进行对应时刻的电-机活动分析。同样也对照显示了两信号的动态谱图,可以对这两个信号的功率变化进行比较研究。图 3.14 左下方还提供了一个文本框控件,显示阻抗胃动力信号和同步胃电对应的数值参数结果。

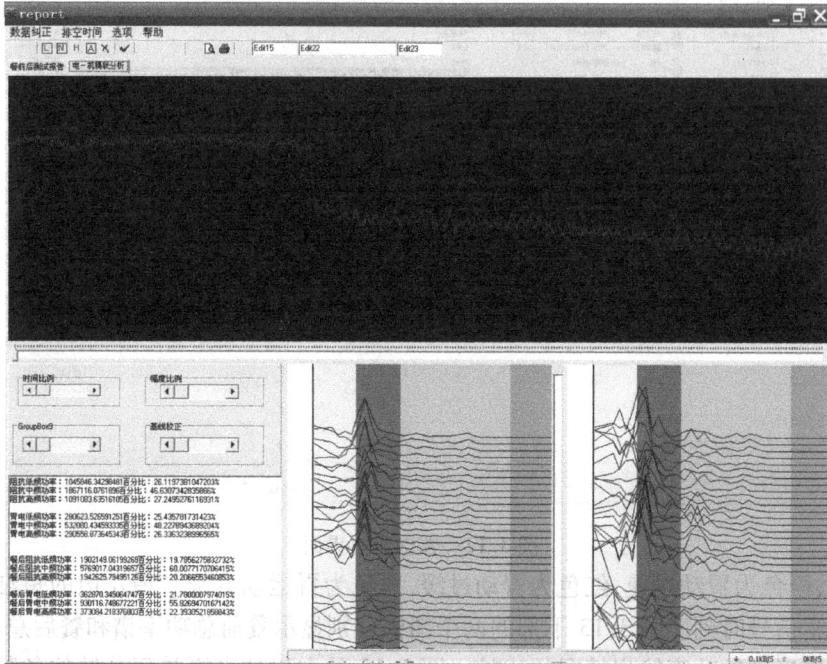

图 3.14 胃电和胃阻抗信号分析界面

3.4 总 结

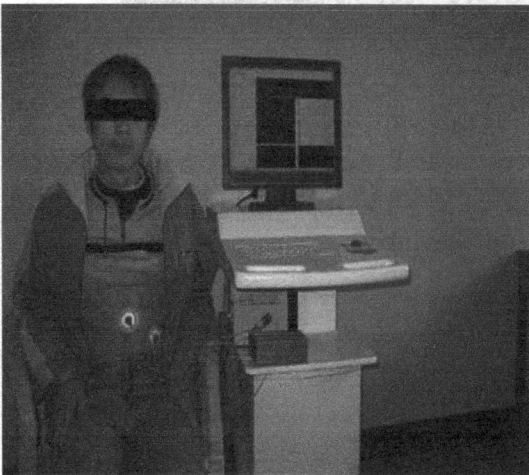

图 3.15 胃动力第一代样机图

本章描述了本著作的胃动力信息检测与评价实验系统的软、硬件实现。在软件上以 MATLAB 仿真系统的研究为依据,采用小波多分辨分析方法进行了胃动力信号的提取,并对所提取的阻抗胃动力和同步胃电信号进行了显示、分析和各种参数的计算,完成了软件程序实现,可以计算出各种胃动力参数,并给定报告。

图 3.15 为本著作构建的胃动力信息检测与评价实验系统样机。经人体检测实验和医院初步临床应用,表明样机性能稳定,运行平稳。验证了本研究方法用于胃动力功能提取和评价的有效性。试验研究内容和结果将在下一章进行详细讨论。

第 **4** 章
胃动力信号处理方法研究

有效地提取对应于胃收缩和运动的胃动力信号,研究和分析其相应的胃动力学特性和规律,是本著作中研究的关键点和创新性体现,也是研究成功的保证。本章从分析胃动力信号的特点入手,研究适合胃动力信息处理的时频分析方法,并对选用的方法进行优选和适用性仿真实验研究。

4.1 胃动力信息特点

由于胃收缩和运动的节律约为 3 次/min(cycles per minute,CPM),其他一些低频率生理信号,如心电、呼吸,以及受检者体位变化等干扰的影响较大,采集到的阻抗胃动力原始信号往往是多信号的混合。其中呼吸信号频率,约为 12 次/min,与胃运动信号接近,同属于超低频范围,且其幅度还可能远大于胃阻抗信号,信号分离与处理难度较大。采用低通滤波可排除高频噪声和阻抗心动等干扰,但有效分离呼吸干扰的高阶有源低通滤波电路通常难以设计和有效地工作。如何在超低频段上稳定可靠地去除混合信号中的呼吸干扰,有效提取胃动力阻抗信号,是本研究要解决的重要技术关键之一。

胃动力信号的频率特征为 3CPM,因此频谱及相关分析技术成为提取和处理胃动力信号的重要手段。2001 年张锋等在体表胃阻抗测量系统中采用等波动法设计的线性相位 FIR 数字滤波器提取胃阻抗信号,分离胃阻抗信号的滤波过程分两步进行,首先滤除心脏射血造成的干扰,第二步是消除呼吸干扰。

2002 年 Akin 等提出了一种基于时-频域分析的方法,可从高速采样的胃电信号中提取反映胃阵发性蠕动收缩的锋电位活动信息及其时-频特性,以评价进餐前后胃部的活动情况。该方法如用于胃阻抗信息的提取与处理也应该有类似的效果。但是在阻抗胃动力信号处理中,其信号稳定性差,漂移比胃电更大,而且阻抗信号要使用恒流源激励,因此电流源的稳定性也会影响信号处理的效果。

小波变换和分析技术用于胃电和胃阻抗信号的处理比较有前途。2001 年赵瑞珍等用小波变换的方法对实测的胃电信号进行低通或带通滤波,在去除餐后胃运动信号的高频噪声后,可较精确地计算出胃的半排空时间。在对空腹胃运动信号进行带通滤波后,根据小波变换的多分辨特性,可同时滤掉基线漂移和其他高频干扰,从而在小波变换域内,分辨出胃运动的三相特征。但是该文没有深入研究如何进行胃运动信号,特别是胃蠕动信号的提取和分离,仅仅得到排空曲线和一种类似 MMC 的波形。

1999 年 Wang 等采用独立分量分析的方法,通过建立神经网络模型,用相应的自学习算法实现信号分离,可在干扰信号信息未知的情况下,从含噪声的多通道 EGG 信号中分离出胃电信号。其仿真和实测 EGG 数据分析处理结果表明,独立分量方法可从呼吸干扰和随机噪声中分离出胃慢波信号。当胃部包含不同频率的胃电信号时,可经独立分量法分离这些不同频率的信号。

阻抗胃动力信号具有低频、微弱等生理信号的共性特点外,还具有其自身的一些特殊性。首先信号由激励恒流源加载在人体相应部位,提取的信号是相应于电极区间的阻抗信号,容易受到设备的影响,信号漂移影响较大。其次信号频带极低,采用低频窄带硬件滤波非常困难,一旦受到冲击响应等干扰,该干扰经滤波后产生的信号会与胃动力信号重叠,有用信息难于分离。最后胃动力信号在人体消化期以及消化间期具有多变的特点,因此胃动力信号的测量和分析还需结合消化生理周期的生理、病理规律进行。

4.2　胃动力信号的时频分析技术

本研究的胃动力信号提取与胃功能评价,主要包含利用阻抗方法的胃运动信息、同步胃电信息以及探讨胃运动信息与胃电信息相关性的研究,实现胃动力的综合评估。胃电信号提取相对比较容易,有本研究的前期工作和大量文献可以借鉴。北京协和医院消化内科柯美云教授联合德克萨斯州医学院 Jiande Chen 教授也开展了大量的胃电检测、胃电临床应用以及胃电检测标准等工作。

阻抗胃动力信号,同步胃电本质上还是时频信号,因超低频、微弱、干扰大、频带重叠等原因,其时频分布比较特殊,因此采用时频分析技术是本研究中信号提取和处理的基本技术路线。

由于生物系统的复杂性,医学信号的多样性,信号的特征和噪声的统计性质各不相同,噪声与信号的结合方式也各不相同。这些差别取决于生物信号处理方法的特性。一般需要根据信号的特点和对欲提取信号的要求采用相应的方法。生物医学信号比工程信号更为复杂。比如生物信号的随机性导致一般不能使用确定的函数来描述,只能使用统计方法,从大量测量结果中发现规律,常用的统计处理方法有:平均技术,谱估计、参数模型以及最新的基于高阶独立性的独立成分分析和用于简化数据集的主成分分析。因为生物信号的非平稳性和多种信号源混叠的特点,近年来时频分析方法更加受到重视。时频信号处理技术分为不同种类和应用价值的时频分布,比如小波分析以及独立成分分析等多种。

谱分析方法(傅立叶变换,Fourier transform)是揭示信号频率结构的重要方法,是随机信号处理的常用工具。但是,对于生物医学信号大多属于非平稳信号和时变信号,在不同的时刻有不同的频率成分,单纯的时域或频域分析不足以表示信号的特征。这样就导致了把时间和频率结合起来分析的时频分析方法。短时傅立叶变换(Short-time Fourier transform)就是一种时频分析技术,但是其时域和频域间存在测不精确的矛盾。以下的维格-威利分布,Choi-Williams

分布,Cone 核分布,Hilbert 变换与瞬时频率,小波分析和独立成分分析,主成分分析等方法就是其性能发展与应用较好的几种时频分布方法。

4.2.1　维格-威利分布

维格-威利分布(Wigner-Ville Distribution)是时频分析领域最基本、最重要的方法,是一种意义更广泛的时频能量分布。实际信号 $s(t)$ 的 Wigner-Ville 分布定义为:

$$\text{WVD}(t,\omega) = \int_{-\infty}^{+\infty} x\left(t+\frac{\tau}{2}\right)x^*\left(t-\frac{\tau}{2}\right)e^{-j\omega x}\mathrm{d}\tau \tag{4.1}$$

式中,$x(t)$ 为 $s(t)$ 的解析信号。其离散形式为

$$\text{WVD}(n,k) = 2\sum_{m=-(M-1)/2}^{(M-1)/2} W_M(m)x(n+m)x^*(n-m) \tag{4.2}$$

式中,n、k 和 m 为分别对应于连续变量 t、f 和 τ 的离散变量,$W_M(m)$ 为奇数长度 M 的正实窗函数。在所有具有能量化解释的二次时频表示中,Wigner-Ville 分布满足大多数所希望的性质。但用于多元信号的分析时,会出现交叉项。例如两信号 $s1$、$s2$ 分别位于时频平面的 (t_1,ω_1),(t_2,ω_2),则交叉项会出现在 $\left(\dfrac{t_1+t_2}{2},\dfrac{\omega_1+\omega_2}{2}\right)$。因此,在分析心音这样复杂信号时,会产生明显的交叉项。正在研究如何克服交叉项。

4.2.2　Choi-Williams 分布(CWD)

CWD 分布也来源于广义时频分布。定义为:

$$\text{CWD}(t,\omega) = \int_{-\infty}^{+\infty}\int_{-\infty}^{+\infty} \sqrt{\frac{\sigma}{4\pi\tau^2}}e^{-\frac{\sigma(t-u)^2}{4x^2}}x\left(u+\frac{\tau}{2}\right)x^*\left(u-\frac{\tau}{2}\right)e^{-j\omega x}\mathrm{d}u\mathrm{d}\tau \tag{4.3}$$

离散形式为:

$$\text{CWD}(n,k) = 2\sum_{x=-(N-1)/2}^{(N-1)/2} W_N(\tau)e^{-j2k\pi x/N}\left[\sum_{u=(M-1)/2}^{(M-1)/2} W_M(u)\sqrt{\frac{\sigma}{4\pi\tau^2}}e^{-\frac{\sigma u^2}{4x^2}}x(n+u+\tau)x^*(n+u-\tau)\right]$$

$$\tag{4.4}$$

式中,$W_M(u)$、$W_N(S)$ 分别为奇数长度 M、N 的正实窗函数,参数 R 越大,抑制掉越多的交叉项,同时对自项影响也越大。通常,在处理幅度和频率变化较大的信号时取较大的 $R(R>1)$ 值;反之,则取较小 $R(R\leqslant 1)$ 值。CWD 满足多数所希望的时频特性,其抑制交叉项的能力还取决于被分析信号的时频结构。因此,实际应用中需要综合考虑。

4.2.3　Cone 核分布(CKD)

当核函数为 $\varphi(t,\tau)=\begin{cases}\dfrac{1}{\tau}e^{-\sigma x^2} & |\tau|\geqslant\alpha|t| \\ 0 & \text{其他}\end{cases}$ 广义时频分布进一步变成 Cone 核分布。

$$\text{CKD}(t,\omega) = \int_{-\infty}^{+\infty}\int_{-\infty}^{+\infty} \frac{1}{\tau}e^{-\sigma x^2}x\left(u+\frac{\tau}{2}\right)x^*\left(u-\frac{\tau}{2}\right)e^{-j\omega x}\mathrm{d}u\mathrm{d}\tau \tag{4.5}$$

式中,$|\tau|\geqslant\alpha|t|$。离散形式为:

$$CWD(n,k) = 2 \sum_{\tau=-(N-1)/2}^{(N-1)/2} W_N(\tau) e^{-j2k\pi\tau/N} \left[\sum_{u=-(M-1)/2}^{(M-1)/2} W_M(u) \sqrt{\frac{\sigma}{4\pi\tau^2}} e^{-\frac{\sigma u2}{4\tau 2}} x(n+u+\tau) x^*(n+u-\tau) \right]$$

$$(4.6)$$

CKD 具有较好的抑制横向交叉项的能力,适合处理在一个小的范围内频率分布是正值,而在此之外频率分布是负值的信号。

4.2.4　Hilbert 变换与瞬时频率

对于非平稳信号,"瞬时"的概念显然有其重要的意义,分析瞬时的时频信息可以得到更好的生理学意义。瞬时频率的定义可以利用 Hilbert 变换来确定。对任意时间序列 $x(t)$,可得到它的 Hilbert 变换:

$$y(t) = \frac{1}{\pi} P \int \frac{x(t')}{t-t'} dt' \qquad (4.7)$$

这一变换对所有 L^P 类存在。由这一定义,$x(t)$ 与 $y(t)$ 形成一个复共轭对,从而得到一个解析信号 $z(t)$,即

$$z(t) = x(t) + iy(t) = a(t) e^{i\theta(t)} \qquad (4.8)$$

其中:
$$a(t) = \left[x^2(t) + y^2(t) \right]^{\frac{1}{2}} \quad \theta(t) = \arctan \frac{y(t)}{x(t)}$$

定义瞬时频率为:

$$\omega(t) = \frac{d\theta(t)}{dt} \qquad (4.9)$$

定义了瞬时频率,就可以得到信号各个时间点的频率变化情况。比起传统的时频分析方法,这种计算频率的方法不再受限于不确定性原理(比如傅氏变换)。然而需要指出的是,瞬时频率是时间的单值函数,因而在任意给定时刻只有一个频率值,也就是说它只能描述一种成分。而小波分析可以刻画一个比较小区域的所有频率分布,这正是我们最终应用小波分析提取胃动力信号成分的原因。

4.2.5　小波(Wavelet)分析

时频分析技术是从谱分析发展而来的,应该说最具有潜力的时频分析技术是小波变换(Wavelet Transform,WT)。小波分析采用的是时间-尺度表示方法(Time-scale representation)。其基本含意是信号 $f(t)$ 与母小波 $\phi(t)$ 在不同尺度和位移上的内积,如方程:

$$w_f(a,b) = \frac{1}{\sqrt{|a|}} \int_{-\infty}^{+\infty} f(t) \phi \overline{\left(\frac{t-b}{a} \right)} dt \qquad (4.10)$$

小波可以在不同位置上移动并动态调节尺度,因此小波变换可以分析信号任何时间段上的频谱特性,具有其他时频分析方法所不具有的特点:

①具有多分辨率(multi-resolution)特点,可以由粗到精地观察信号。

②小波变换也可看成特殊的小波母函数在不同尺度下对信号进行滤波,因此变换的方法和处理的结果很多,增加了信号处理的灵活性。

③适当地选择小波可以使小波变换在时、频两域都具有表征信号局部特征的能力。

正是由于这些特点,小波变换被誉为"数学显微镜"。本著作的研究主要采用小波变换进行信号的滤波,时频分析和特殊频带信号成分的提取。

4.2.6　独立成分分析(ICA)

ICA(Independent Component Analysis)是伴随盲信号分离发展起来的一项统计信号处理技术。ICA 强调从线性混合的多道混合信号中提取出基于高阶独立的信号成分。ICA 的思想模型比较接近信号的混合模式,理论和实验表明 ICA 具有独特的信号提取能力。

作者曾采用 ICA 技术分离、分析了心电信号,特别是房颤心电信号,得到了分离的心房和心室电活动。同时也进行了 ICA 用于诱发电位的提取和分析,取得了较好的成果。

假设获得了 n 个线性混合信号

$$x_j = a_{j1}s_1 + a_{j2}s_2 + \cdots + a_{jn}s_n \qquad j = 1 \sim n \tag{4.11}$$

即

$$x_j = \sum_{i=1}^{n} a_{ji}s_i \tag{4.12}$$

混合向量 x_1, K, x_n 构成矩阵 X, s_1, K, s_n 构成矩阵 S, 混合矩阵 A 的元素是 a_{ji}。那么(4.12)式可以写成:

$$X = AS \tag{4.13}$$

方程(4.13)的统计模式被称为独立成分分析或 ICA 模式,如图 4.1 所示。

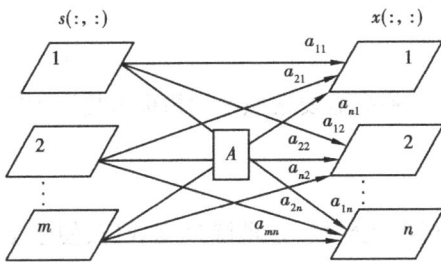

图 4.1　ICA 混合模式　　　　　图 4.2　分离独立成分模式

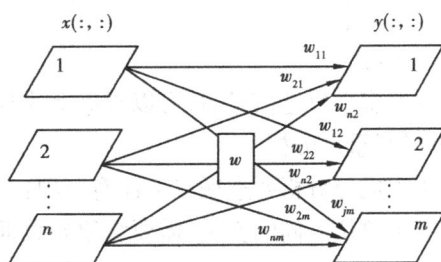

ICA 模式告诉我们怎样获取由成分 s_j 产生的数据。独立成分是潜在的变量,意味着他们不能被直接获得。并且混合矩阵 A 是未知的,我们知道而且唯一知道的是向量 X,必须用它来估计 A 和 S。

ICA 的理论起点源于一个非常简单的假设:成分 s_j 是统计上独立的。为简单起见,我们假设 A 是方阵。估计出 A 之后,求出 A 的逆阵,令为 W。则独立成分可以被计算出:

$$S = W_x \tag{4.14}$$

图 4-2 就是分解独立成分的示意图, y 逼近于信号源 S。W 又称解混矩阵。

ICA 的目的是把混合信号分解为相互独立的成分,它强调分解出来的各分量之间的相互独立性。而 ICA 处理的对象是相互独立的信号源经线性混合而产生的一组混合信号,这种模型正好可以模拟复杂的生理源信号,用 ICA 的方法来分离电生理中各个相互独立的信源。本研究的后续工作,比如多通道胃电与胃蠕动信息关系研究以及特殊生理信息提取可以采用 ICA 技术来进行探讨。

4.2.7 主成分分析(PCA)

主成分分析(Primary Component Analysis)是利用数学上处理降维的思想,在不损失原有信息的基础上,用一组新的少数几个综合指标来代替原来多个指标的一种多元统计方法。通常把转化生成的综合指标称为主成分,其中每个主成分都是原始变量的线形组合,且各个主成分之间互不相关。主成分按特征值的大小排序,特征值最大的称为第一主成分,具有最大的方差,贡献率最大,其后的主成分的特征值,方差和贡献率递减。这样在研究多指标统计分析中,就可以只考虑少数几个主成分,并从原始数据中进一步提取了某些新的信息,因此在实际问题的研究中应用主成分分析,既减少了变量的数目又抓住了主要矛盾,成为人们广泛应用的方法。

假设有 m 个样本,每个样本有 q 个指标描述,这样就构成一个 $m \times q$ 阶的数据资料矩阵:

$$Z = (Z_1, Z_2, \cdots, Z_q) = \begin{bmatrix} z_{11} & z_{12} & \cdots & z_{1q} \\ z_{21} & z_{22} & \cdots & z_{2q} \\ \vdots & \vdots & & \vdots \\ z_{m1} & z_{m2} & \cdots & z_{mq} \end{bmatrix}$$

其中, $Z_i = \begin{bmatrix} z_{1i} \\ z_{2i} \\ \vdots \\ z_{mi} \end{bmatrix}$, $(i = 1, 2, \cdots, q)$, $Z_1, Z_2, \cdots, Z_q$ 相互独立。

在提取多个胃电信号后,可以根据上述分组方法,根据需要按照不同指标将提取到的数据分类,并进行重点分析。

应用主成分分析要遵循以下注意事项:

①对于单位不同的变量,需要将原始数据进行标准化转换,以消除尺度效应,便于更好的进行分析。

②如果初始变量明显是非线性的,通常的做法是开始就将数据线性化。例如,用平方根,对数或者更复杂的函数进行变换。

③如果所研究的问题涉及到的原始变量不太多,数据结构又相对比较简单的问题则不适合用主成分分析法。

④当主成分的因子负荷的符号有正有负时,综合评价函数的意义就不是太清晰,应该尽量对所选主成分的经济含义做出以客观实际相符合的解释,否则可能会影响我们的综合评价。

总之,主成分分析法可以利用减少变量个数的方法为后续分析打下基础,容易通过坐标直观展现。对数据作综合分析,在众多方面普遍被采用,尤其用于数据量大又不断变化的生物信息方面的数据分析。

4.3　小波分析基础

通过采用多种方法对阻抗胃动力信号的提取与分析比较研究,本课题认为基于小波变换的方法较适合胃动力信息的时频分析,获取有效的胃动力检测与评价结果。

人们观察事物时,往往对有变化的、看似无规律的部分感兴趣,而对无变化的、规律性很强的部分反映比较平淡。如何从平静中找变化,从变化中找规律,由规律预测未来,这就是人们认识事物、认识世界的常规辨证思维过程。变化越多,反映越快,系统越复杂,这就导致非线性系统的产生。我们认为人的思维应该是非线性的,而不是线性的,不是对表面现象的简单反映,而是透过现象看本质,从杂乱无章中找出规律。宏观定量描述这种思维过程的锐利武器和求解非线性系统的有效武器是小波分析———一种局部时频分析方法。

小波分析是傅立叶分析发表 180 多年以来对其最辉煌的继承、总结和发展,对分析工具起承前启后,继往开来的重要作用,并取得了许多传统分析方法难以实现的显著应用效应。这是一种高新技术,是高科技的重要内容,它已经把信息工业和信息技术推向了一个新时代。小波分析包括变换到小波基的构造以及小波的应用等一系列知识,它本来就是数学与信号处理的一门交叉学科,经过几十年的发展已经内容繁多了,本节简单介绍小波分析的产生、发展、基本要素,以及一维小波变换,连续小波变换等本研究将使用的小波基础。*

4.3.1　小波的引入

小波分析的发展历史充满了理论与应用发展的辨证关系,作为一门数学学科是罕见的。它是由应用学科提取需求,在应用和理论间相互促进、发展的数学分支。

（1）Fourier 变换

1822 年,Fourier 正式出版推动世界科学研究进展的巨著———《热的解析理论》(The Analytic Theory of Heat)。由于这一理论成功地求解了困扰科学家 150 年之久的牛顿二体问题微分方程(此方程由牛顿在 17 世纪建立),因此 Fourier 分析成为几乎每个研究领域科学工作者乐于使用的数学工具,尤其是理论科学家。也有人把它当成放之四海而皆准的真理盲目滥用。目前,Fourier 的思想和方法被广泛用于线性规划、大地测量以及电话、收音机、X 射线、各种无线电通讯等难以计数的科学仪器中,是基础科学和应用科学研究开发的系统平台。

（2）Fourier 分析的主要内容

Fourier 的贡献在于二点:①他用数学语言提出任何一个周期函数都能表示为一组正弦函数和余弦函数之和。这一无限和现称为 Fourier 级数。也就是说,任何一条周期曲线,无论多么跳跃或不规则,都能表示成一组光滑的曲线之和。这种表达方式实际上是将信号函数投影在由正弦函数和余弦函数组成的正交基上,实施对信号的 Fourier 变换。②他解释了为什么这一数学论断是有用的。1807 年,Fourier 显示任何周期函数是由正弦和余弦函数叠加而成。Fourier 分析从本质上改变了数学家对函数的看法。上述两点是针对周期函数即周期信号而言的,对于非周期函数,通过 Fourier 变换或周期延展转化为周期函数即可。

---

* 在此还必须感谢当年重庆后勤工程学院教授笔者小波分析的李建平教授。正是因为李教授的指点,笔者才系统掌握小波分析这种重要的时频分析工具。文中许多重要思想,皆来自李教授的讲授和其重要的学术著作。

从本质上讲,Fourier 变换就是一个棱镜(Prism),这个比喻出自李建平教授的著作,很形象。它把一个信号函数分解为众多的频率成分,这些频率又可以重构原来的信号函数。这种变换是可逆的且保持能量不变。Fourier 棱镜与自然棱镜的原理是一样的,只不过自然棱镜是将自然光分解为多种颜色的光而已。两种棱镜的比较分析见图 4.3。

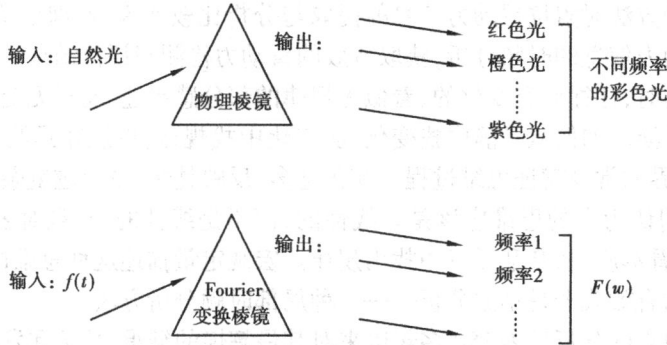

图 4.3　傅立叶变换与棱镜

Fourier 分析将待研究的内容从一个空间变换到另一个空间研究的思想和方法是彻底、重大的创新。Fourier 分析实现的快速算法称为快速傅立叶变换(Fast Fourier transform,FFT)。

(3)加窗 Fourier 变换:对 Fourier 变换重大缺陷的修补

FFT 对自然和社会产生了广泛而深远的影响,即使没有必要使用 FFT 的场合,人们也非常乐意使用 FFT。这就对 FFT 的使用产生了误导。事实上,FFT 的作用是有限的,因为 FFT 只是把 DFT(直接傅立叶变换)计算工作量从 $O(N^2)$ 降为 $O(N \lg N)$,其本质还是 Fourier 变换,Fourier 变换理论至少有如下五点不足。①Fourier 分析擅长处理线性问题,而对非线性问题感到力不从心。这是因为非线性系统具有高度不可预测性,输入端微小的变化对系统的输出端会产生重大影响;②Fourier 变化没有反映出随时间变化的频率,实际上,人们需要的是能够确定时间间隔,使在任何希望的频率范围上产生频谱信息;③在 L^2 以外空间,变换系数不能刻画出 $f(t)$ 所在的空间;④为了从信号函数 $f(t)$ 中提取频谱信息 $F(w)$,就要取无限的时间量;⑤因为一个信号的频率与它的周期长度成反比,因而对于高频谱的信息,时间间隔要相对的小,才能给出比较好的精度。而对于低频谱的信息,时间间隔要相对的宽,以给出完全的信息。也就是说需要一个灵活可变的时间-频率窗,使得在高"中心频率"时自动变窄,而在低"中心频率"时自动变宽。这就是时-频局部化分析,而 Fourier 变换无法做到这一点。

在充分剖析 Fourier 变换上述不足以后,Dennis Gabor 于 1946 年提出了加窗 Fourier 变换,又称 Gabor 变换。

$$F_g(\omega) = \langle f(t), g_a(t-b) e^{i\omega t} \rangle = \int f(t) g_a(t-b) e^{-i\omega t} dt \qquad (4.15)$$

式中,$g_a(t-b)$ 称为窗函数(又称 Gabor 函数)。Gabor 的加窗 Fourier 变换,对弥补 Fourier 变换的五点不足起到一定的作用,但由于加窗 Fourier 变换的时-频窗大小固定,故并没有很好地解决时-频局部化问题。小波分析正是为了克服 Fourier 变换、加窗 Fourier 变换的这些不足而提出来的。

4.3.2　小波分析的发展历程

小波分析的发展历程充分体现了辩证法思想。是不同学科、不同研究者相互碰撞的火花点燃了小波分析。这一理论是科学家、工程师和数学家们共同创造的,反映了大科学时代学科之间相互综合、相互渗透的强烈趋势。

（1）小波分析起源与追踪

小波分析的起源可以追溯到非常遥远的时代。虽然 1910 年 Haar 提出了最早的小波规范正交基,但当时并没有出现“小波”这个词。1981 年,Morlet 仔细研究了 Gabor 变换方法,对 Fourier 变换与加窗 Fourier 变换的异同、特点及函数构造做了创造性研究,首次提出了“小波分析”概念,建立了以他的名字命名的 Morlet 小波。作为工程师出身的 Morlet 与物理学家 Roger Balian 以及理论物理学家 Grossmann 联合研究。后来,Grossmann 结识了大数学家 Meyer, Meyer 凭借自己深厚的数学功底对 Morlet 方法进行系统性的研究,为小波分析学科的诞生和发展作出了最重要的贡献。随后 Mallat、Daubechies、Chui 等人的工作联合奠定了小波分析的基础。

（2）多分辨分析及 Mallat 算法的建立

如果说小波分析是一门新的语言,那么多分辨分析及其相应的快速小波算法就是这门新语言的语法,Meyer 和 Mallat 是该语法的主要创立者。

年轻的 Mallat 与 Meyer 在美国芝加哥大学充分交换意见,共同研究难点问题,创立多分辨分析（MRA）和 Mallat 算法。Mallat 将多分辨分析用于图像处理,取得巨大成功。他的博士论文使得 Mallat 成为小波分析研究领域的著名学者。

（3）Daubechies 小波的提出

Mallat 首次提出快速小波算法（Fast Wavelet Algorithm,FWA）使用的是无限长 Battlele-marie 小波的截断函数。截断必然带来误差,而一种新型——紧支集正交小波能避免截断,从而消除误差。这种小波的一个例子就是著名的 Daubechies 小波,它是有限长的,即只在有限区间内取非零值。不同于 Morlet 小波与 Meyer 小波,Daubechies 小波是计算机时代的产物。

Daubechies 小波不能用解析公式给出,只能通过迭代方法产生,是迭代过程的极限。迭代方法是解方程的一种重要手段,也是计算机最擅长的基本操作。然而许多数学家并不喜欢或不擅长使用迭代方法,因为迭代方法无法产生显示函数。对于搞工程的人来说,比如信号处理工作者等,迭代方法是他们使用的最自然、最主要的方法。作为研究计算机视觉的 Mallat,基于 Burt 和 Adelson 的金字塔算法提出了如何利用迭代方法构造紧支集正交小波的思想。然而,Mallat 本人在与 Meyer 合作建立多分辨分析后,虽然站在构造紧支集正交小波的门口,却把进门的良机让给了 Daubechies。

Daubechies 用 Meyer 的无限长小波计算小波系数时,发现需要很大的计算工作量,于是,她想能否构造紧支集正交小波呢? 这样,一方面可以避免误差,同时可以节省许多计算工作量,在对 Mallat 思想充分研究后,Daubechies 凭借自己数学、物理和计算机科学等多学科的综合知识,用迭代方法建立了著名的 Daubechies 小波,这种小波是目前应用最广泛的一种小波。Daubechies 的工作在小波的工程应用上具有极大的贡献。

4.3.3　小波分析的基本思想、基本原理与基本方法

Meyer 认为小波分析思想是人们对变化敏感体会的一种方法,小波分析的基本思想,它与人类体验反应、思维方式、视觉过程等十分类似。小波分析这一特性便于我们区分信号的敏感部分和平坦部分,实施对信号的压缩和传输。

（1）小波分析的主要内容

图 4.4 展示了小波分析的主要内容。一般认为小波基的构造与选择是重点之一；快速小波算法是其重点之二；对小波变换本身的研究是其重点之三；对应用场合的合理把握是其重点之四。

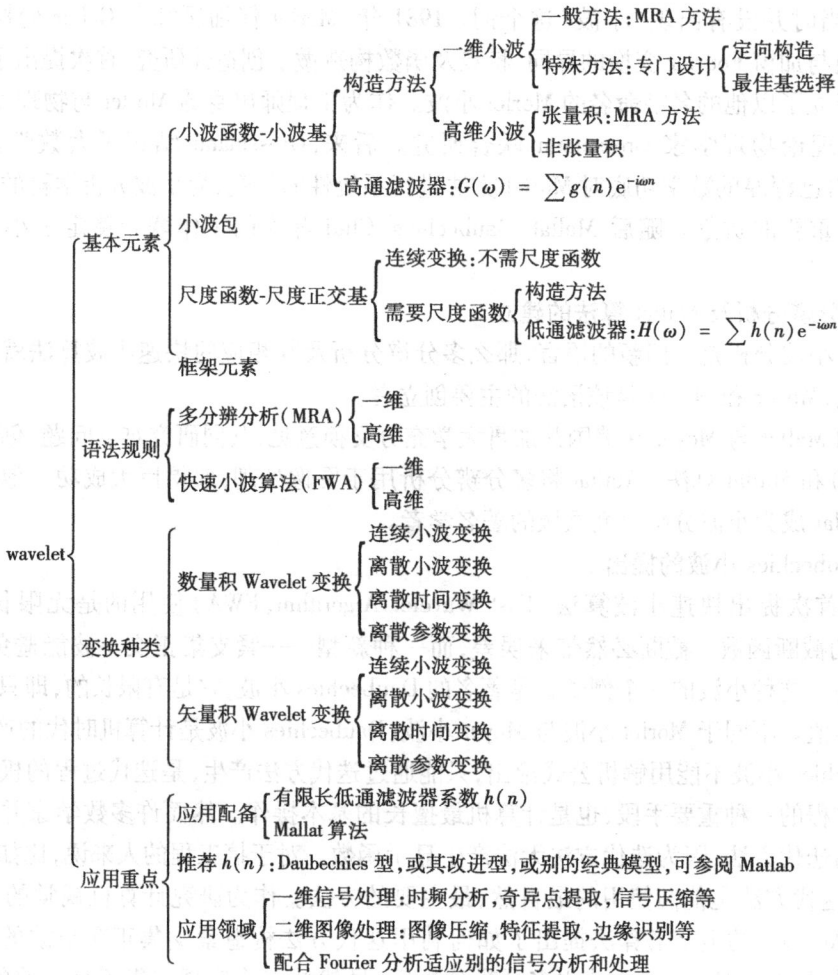

图 4.4　小波分析的主要内容

（2）小波函数

Meyer 直接给出了小波函数的定义。

定义　函数 $\psi(t)$ 是小波函数，如果它满足

$$C_\psi = \int_a^{+\infty} \frac{|\hat{\psi}(\omega)|^2}{\omega} \mathrm{d}\omega < +\infty \tag{4.16}$$

或者

$$\int_{-\infty}^{+\infty} \psi(t)\,\mathrm{d}t = 0$$

定义（4.16）对小波函数的要求非常宽松，只要具有一定振荡性，即某种频率特性即可。这就为小波函数的选择提供了十分广阔的空间。小波函数 $\psi(t)$ 的平移和伸缩 $\{2^{\frac{-j}{2}}\psi(2^{-j}t - k)\,|\,j,k \in Z\}$ 构成 $L^2(R)$ 的一组正交小波基。因此选择了小波函数就等于选择了一组小波基。

46

母小波的伸缩过程就构成这一束小波基。

当前,研究各类小波,如正交小波、双正交小波、向量小波、连续小波、二进小波、离散小波以及非交换域上正交小波的构造和基本性质,研究选取最优小波的方法等,是小波分析研究的重要内容。

在小波函数研究热火朝天的时候,有种现象值得我们深思。一方面,正交小波基家族每天都有新的成员产生,而且不断发展壮大;另一方面,又抱怨值得应用的小波基似乎只有 Morlet 小波、Mexican 帽子小波及 Daubechies 小波等少数几种。这种现象似乎提醒我们要将小波基的理论研究与应用密切结合起来。

在用小波分析处理信号时,总希望非零小波系数尽可能减少。导致这种结果有三点需要把握:①信号本身的正则性(或均匀性);②小波支集的长度;③小波消失矩的阶数。函数 $\psi(x)$ 的 k 阶矩是指积分

$$m_k = \int_{-\infty}^{+\infty} \psi(\chi)\chi^k \mathrm{d}x \tag{4.17}$$

k 阶消失矩是指式(4-17)的积分 $m_k = 0$,消失矩的实际影响是将信号能量相对集中在少数几个小波系数里。小波消失矩与其支集长度有十分密切的关系,Daubechies 证明,若小波有 k 阶消失矩,则其支集长度至少为 $2k-1$,并且增加支集长度导致计算量上升。多少阶消失矩最合适要看具体的应用。Beylkin 的数值分析应用使用 5 至 6 阶消失矩就达到较好效果。3 至 4 阶消失矩最适合于图像压缩,具有 4 阶消失矩的立方样条小波支集与消失矩之间矛盾,但多重小波分解信号要比标准正交小波分解信号复杂。在实际应用时,小波矩不一定非要完全消失(即 $m_k = 0$),只要其相对而言非常小(即 $m_k \approx 0$)就可以了。

一般而言,小波函数的对称性与正交性不兼容,如 Daubechies 小波就不具有对称性。但有两种例外情况,一是 Haar 小波,二是由两个或两个以上的尺度函数形成的小波(多重小波)。对小波函数的对称性我们应有如下的理解:①对于某些应用而言,比如数值分析等,对称性并不重要;②对于图像处理,对称或反对称能使我们采用"拆迭技术"绕过边界的人工大系数,从而避免边界失真;③对称小波能降低量化差;④对称小波具有美的主观感觉,这种感觉质量是难以计算的。

由于正交小波基构造比较难,于是 Albert Cohen,Daubechies,Feauveau 等人提出了近似正交小波——双正交小波(Biorthogonal Wavelets)。

定义函数 $\psi(t)$ 是双正交小波,如果它满足

$$\int_{-\infty}^{+\infty} \psi(t)\mathrm{d}t = 0 \tag{4.18}$$

$$\psi_{j,k}(t) = 2^{\frac{-j}{2}}\psi(2^{-j}t - k) \tag{4.19}$$

$$\langle \psi_{j,k}\psi_{l,m} \rangle = 0 \quad j \neq l, j,k,l \quad m \in Z \tag{4.20}$$

双正交小波集合实施运算,一类用于信号分解,另一类用于信号重构,并具有极好的信号重构效果,且没冗余信息。一般情况下,设计双正交小波有更多的自由度,尤其对于高维小波。

(3)尺度函数

定义函数 $\varphi(t)$ 是尺度函数,如果它满足条件

（Ⅰ）$0 < A \leqslant \sum_{k \in Z} |\hat{\varphi}(\xi + 2k\pi)|^2 \leqslant B < +\infty$

A,B 为正常数。

（Ⅱ）$\hat{\varphi}(0)=1,\hat{\varphi}^{(m)}(2k\pi)=0$

$k\in Z,k\neq 0,m=0,1,L,L-1$。

（Ⅲ）$\varphi(t)=\sum_{k\in Z}h(k)\varphi(2t-k)$

尺度函数在小波函数的构造以及 MRA（多分辨分析）分析中起着关键作用，但对于连续小波变换（CWT）的计算一般没有用到尺度函数，而对于离散小波变换（DWT）的计算必须使用尺度函数的低通滤波器系数 $h(n)$。

尺度函数有两个重要作用：①它给出分析的起始点；②它使得快速计算小波系数成为可能。

Fourier 分析适合处理非常平稳的周期信号，而小波分析适合处理急剧变化的高度不稳定的信号。对于次稳定信号，亦即其行为在某段时间内是可以预测的，就必须综合这两种分析的特点方能有效处理。对于长时间内处于规则稳定变化的信号，使用小波分析就没有太大必要。而传统小波在提取和识别高频方面不见得一定比加窗 Fourier 变换精确。加窗 Fourier 分析无法满足正交性，且其窗口大小固定，缺乏小波分析窗口的柔软可调性。基于上述理由，Meyer 认为传统小波不是处理音乐和语音的最佳工具。在充分考虑 Fourier 分析、加窗 Fourier 分析、传统小波分析各自优劣性能的基础上，Meyer 等人提出并建立了新型杂交小波——小波包。

（4）小波包

1989 年夏天，Gstaad、Meyer、Coifman、Wickerhauser、Quake 等人首次提出小波包的概念。不严格地讲，小波包就是一个小波函数与一个摆动振荡函数的乘积。小波函数反映信号突然的急剧的变化，振荡函数反映信号有规律的振动变化。小波包能改善小波对时频局部化的性能，使得时频窗大小、频率和空间位置能各自独立地变化，为小波的选择提供了一个新的自由度。小波包的概念比较新，人们对它的系数还无法做正确解释。小波包的严格数学定义如下。

定义：设 $\psi(t)$，$\varphi(t)$ 分别为小波函数与尺度函数，$g(n)$，$h(n)$ 分别为高通滤波器与低通滤波器系数，$g(n)=(-1)^n h(1-n)$，令

$$\begin{cases} \mu_0(t)=\varphi(t) \\ \mu_{1(t)}=\psi(t) \end{cases} \tag{4.21}$$

于是有

$$\begin{cases} \mu_0(t)=\sum_n h(n)\mu_0(2t-n) \\ \mu_1(t)=\sum_n g(n)\mu_0(2t-n) \end{cases} \tag{4.22}$$

则有

$$\mu_{2s}=\sum_n h(n)\mu_1(2t-n)$$

$$\mu_{2s-1}=\sum_n g(n)\mu_s(2t-n) \tag{4.23}$$

定义的函数 $\mu_n,n=2l+1,l=0,1,l$ 称为关于正交尺度函数 $\mu_0=\varphi(t)$ 的小波包。

4.3.4　小波分析的语法规则

如果说小波分析是描述信号处理的一种新语言，那么多分辨分析（MRA）与快速小波算法（FWA）就是这种语言的语法规则。

（1）**多分辨分析**

多分辨分析（MRA）是小波分析的核心内容之一，其系统和过程符合人类视觉和思维方式，故称为"数学显微镜"。

（2）**快速小波算法**

快速小波算法（FWA）又称 Mallat 算法，是 Mallat 基于 MRA 于 1989 年提出来的。FWA 通过调节尺度因子实施对信号由细至粗（Fine to Coarse）的分解和由粗至细（Coarse to Fine）的重构。计算速度是快速算法的重要指标，尤其对于二维以及二维以上信号的处理。至今为止，FWA 能够取得良好的应用效果，但其速度仍需进一步提高。

可以通过李建平教授、唐远炎教授（香港浸会大学）采用的图 4.5 来形象理解小波变换示意图。

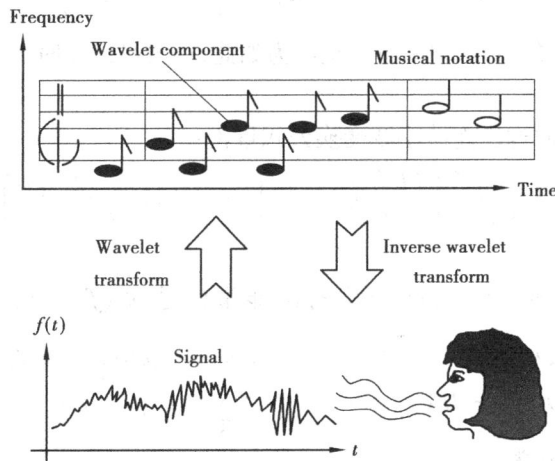

图 4.5　小波变换示意图

4.3.5　一维小波分析

医学信号一般是一维信号，我们把小波分析的重点放在一维小波分析上。

（1）**波变换与小波变换**

一种变换要具有丰富的应用体系，应该同时有正变换与逆变换，才能既可以分解信号又可以重构信号，如传统的 Fourier 变换、加窗 Fourier 变换等。傅立叶变换为信号与一系列正弦或余弦信号的内积，即 $\langle f(t), e^{i\omega t} \rangle = \int f(t) e^{i\omega t} dt$。小波变换则是信号与局部化特性良好的小波函数的内积，即 $\langle f(t), \psi_{a,b}(t) \rangle \int f(t) \psi_{a,b}(t) dt$。图 4.5 直观、形象地说明了小波变换和逆变换的过程。歌声是一维的时间信号，五线谱就是对这个信号小波变换的结果，根据五线谱弹奏出音乐就相当于小波逆变换。

（2）**连续小波变换**

设信号 $f(t) \in L^2(R)$，$\psi(t)$ 为母小波函数，$\psi_{a,b}(t) = |a|^{-\frac{1}{2}} \psi\left(\dfrac{t-b}{a}\right)$。$a$ 是非零实数，b 是实数，那么 $f(t)$ 的小波变换为：

$$Wf(a,b) = CWT(a,b) = \langle f(t), \psi_{a,b}(t) \rangle = \int f(t) \mid a \mid^{-\frac{1}{2}} \overline{\psi\left(\frac{t-b}{a}\right)} \mathrm{d}t \qquad (4.24)$$

如果 $\psi(t)$ 为实函数,那么上式变成:

$$Wf(a,b) = CWT(a,b) = \langle f(t), \psi_{a,b}(t) \rangle = \mid a \mid^{-\frac{1}{2}} \int f(t) \psi\left(\frac{t-b}{a}\right) \mathrm{d}t \qquad (4.25)$$

假定 $\psi(t)$、$\hat{\psi}(\omega)$ 的窗函数的中心与半径分别为 (t^*, Δ_ψ),$(\omega^*, \Delta\hat{\psi})$,则 $\psi\left(\dfrac{t-b}{a}\right)$ 及其 Fourier 变换的窗函数中心与半径分别为 $\left(b+at^*, a\Delta_\psi\right)$,$\left(\dfrac{\omega^*}{a}, \dfrac{1}{a}\Delta\hat{\psi}\right)$,于是连续小波变换就形成了对时间 t 和频率 w 能同时局部化的时间-频率窗。

$$\left[b + at^* - a\Delta_\psi, b + at^* + a\Delta_\psi\right] \times \left[\frac{\omega^8}{a} - \frac{1}{a}\Delta\hat{\psi}, \frac{\omega^8}{a} + \frac{1}{a}\Delta\hat{\psi}\right]$$

这就是著名的 CWT 的时间-频率窗。正因为如此,小波可以在时、频 (t, w) 两相精确定位,而被誉为数学的显微镜。

原信号 $f(t)$ 也可以通过逆连续小波变换公式重构:

$$f(t) = \frac{1}{C_\psi} \int_0^{+\infty} \left[\left\{ \int_{-\infty}^{+\infty} Wf(a,b) \left[\mid a \mid^{-\frac{1}{2}} \psi\left(\frac{t-b}{a}\right) \right] \right\} \mathrm{d}b \right] \frac{\mathrm{d}a}{a^2} \qquad (4.26)$$

(3)离散小波变换

设信号 $f(t)$ 取离散值 $f(k)$,$f(k)$ 为有限能量信号,$\psi(f)$ 为母小波函数,$\psi_{m,n}(t) = 2^{\frac{m}{2}}\psi(2^m t - n)$,则离散式 $\psi_{m,n}(k) = 2^{\frac{m}{2}}\psi(2^m k - n)$,那么离散小波变换为:

$$DWTf = DWT(m,n) = 2^{m/2} \sum_k f(k)\psi(2^m k - n)$$

逆离散小波变换公式为:

$$f(k) = \sum_m \sum_n DWT(m,n)\psi_{m,n}(k) \qquad (4.27)$$

(4)一维 MRA

多分辨分析(multi-resolution analysis, MRA)的理论描述很生僻,为便于理解采用图 4-6 的示意图,用空间的模式来表述。在空间 $L^2(R)$ 中有系列子空间 V_j,子空间相互关系如图 4-6。每一范围更大的空间包含内部所有的子空间。把信号分解在每一子空间并逐步求精,就是信号的一个 MRA。

(5)一维 Mallat 算法

设尺度函数为 $\varphi(x)$,对应的小波函数为 $\psi(x)$,满足尺度方程

$$\begin{cases} \varphi(x) = \sum_n h(n)\varphi(2x - n) \\ \psi(x) = \sum_n g(n)\varphi(2x - n) \end{cases}$$

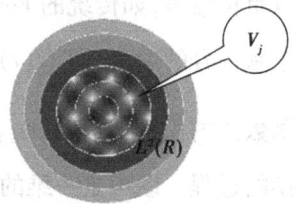

图 4.6　MRA 示意图

其中 $g(n) = (-1)^{1-n}h(1-n)$,同时可以构造相应的 MRA 系统。那么信号 $f(x)$ 在尺度 j 下所平滑的信号 $A_j^d f$ 为:

$$A_j^d f = \langle f(x)\varphi_{j,k}(x) \rangle = 2^{j/2} \int f(x)\varphi(2^j x - k)\mathrm{d}x \qquad (4.28)$$

在尺度 j 下的细节信号 $D_j f$ 为:

$$D_j f = \langle f(x), \psi_{j,k}(x) \rangle = 2^{j/2} \int f(x) \psi(2^j x - k) \, \mathrm{d}x \qquad (4.29)$$

信号 $f(x)$ 分解的过程是 $j+1$ 尺度到 j 尺度的逐步分解过程,即对信号从分辨率高到低的过程,具体是把 $A_{j+1}^d f$ 分解为 $A_j^d f$ 和 $D_j f$,总结如下:

$$\begin{cases} A_j^d f = \sum_k h(k - 2n) A_{j+1}^d f \\ D_j f = \sum_k g(k - 2n) A_{j+1}^d f \end{cases} \qquad (4.30)$$

这是一个递推公式,$f(x) = A_0^d f$。一般情况下分解 5 到 6 层已足够,即 $j = 5$ 或 6。

(6)小波基构造

小波基的构造与选择不仅是小波分析理论研究的重要内容,而且是信号分析的前提和条件。但是小波基的构造要与特定应用密切联系在一起,而且构造非常适合应用的小波基需要很深的理论基础和较多的研究经验。在应用中一般都选择采用经典的小波函数,比如 Morlet,墨西哥草帽,Daubechies 小波等。

4.4 独立成分分析概述

提取胃动力信号过程中往往会混杂很多干扰信号,为了便于研究,本研究在多通道胃电与胃蠕动信息关系研究及生理信息提取等方面采用独立成分分析的方法,取得了良好的效果。

从混合信号分离出某些特定信号是信号处理领域的一个传统课题。但如果我们对信号的混合方式缺乏了解,则源分离问题变成了一个难题,即盲源分离问题(Blind Source Separation,BSS)。

ICA 与盲源分离(Blind Source Separation,BSS)或盲信号分离(Blind Signal Separation)密切相关。"源"意味着原始信号即独立成分;"盲"意思是知道的很少,对信号源的假设少。ICA 是一种几乎最广泛用于盲信号分离的方法。

实际的应用中还应假设引入一些测量噪声,那么该模式中应该引入噪声。简单起见我们忽略噪声,这在大部分应用中是足够的。

结合 4.2.6 节 ICA 定义,关于 ICA 模式的几点说明:

①我们不能够决定独立成分的能量。因为 S 和 A 都是未知的,源信号 s_i 中的任何范围的数值乘积因子都可能被混合矩阵 A 中的相应列向量 a_i 相乘而对消,甚至独立成分可能与 -1 相乘而改变符号。这也可以表述成:ICA 算法对待提取的信号的强度的重构是非唯一的。幸运的是,对于我们只作波形分析时这种缺陷并不重要。

②我们不能决定独立成分的阶。原因同样是 S 和 A 都是未知的,其实我们可以自由地改变方程 $x_j = \sum_{i=1}^n a_{ji} s_i$ 的阶。一般地,有一可逆阵 P 和它的逆阵 P^{-1},方程 $X = AS$ 可以变成 $X = AP^{-1} PS$。PS 的元素就变成了原始信号 s_i,矩阵 AP^{-1} 是新的未知的混合矩阵,可由 ICA 算法计算。

③S 的维数一般要小于或等于 X 的维数,即信号源数目要小于等于获得混合信号数目。信号源数目大于混合信号数目的情况称为 over-complete ICA 问题,虽有文献介绍它们的研究

方法,但还不能很好的解决该问题。

4.4.1 独立性

为了定义独立性的概念,考虑两个随机变量 y_1 和 y_2。本质上说,如果 y_1 的值没有任何信息地反映到 y_2 的值上,反之亦然,我们说变量 y_1 和 y_2 相互独立的。上述 y_1 和 y_2 指明的是变量 s_1 和 s_2 而非混合信号 x_1 和 x_2。

数学上,独立性可以由概率密度来解释。令 $p(y_1,y_2)$ 为联合概率密度函数, $p(y_1)$ 为边缘概率密度函数,那么:

$$p_1(y_1) = \int p(y_1,y_2)\,\mathrm{d}y_2 \tag{4.31}$$

同理可得 $p(y_2)$。变量 y_1 和 y_2 相互独立,当且仅当满足下式:

$$p(y_1,y_2) = p_1(y_1)p_2(y_2) \tag{4.32}$$

此条件可以扩展到 n 个随机变量的情况,也就是说联合概率密度函数是 n 个边缘概率密度函数的乘积。此条件还可以推出独立随机变量的另一个重要属性。给定两个独立函数 h_1 和 h_2,可得:

$$E\{h_1(y_1)h_2(y_2)\} = E\{h_1(y_1)\}E\{h_2(y_2)\} \tag{4.33}$$

证明如下:

$$
\begin{aligned}
E\{h_1(y_1)h_2(y_2)\} &= \iint h_1(y_1)h_2(y_2)p(y_1,y_2)\,\mathrm{d}y_1\mathrm{d}y_2 \\
&= \iint h_1(y_1)p_1(y_1)h_2(y_2)p_2(y_2)\,\mathrm{d}y_1\mathrm{d}y_2 \\
&= \int h_1(y_1)p_1(y_1)\,\mathrm{d}y_1\int h_2(y_2)p_2(y_2)\,\mathrm{d}y_2 \\
&= E\{h_1(y_1)\}E\{h_2(y_2)\}
\end{aligned}
\tag{4.34}
$$

与独立无关变量仅仅部分独立。两个随机变量 y_1 和 y_2 不相关,它们的协方差等于零:

$$E\{y_1y_2\} - E\{y_1\}E\{y_2\} = 0 \tag{4.35}$$

由式(4.33)可见变量是独立的那么它们不相关。详细例证可以参考数理统计教材。

ICA 模式的独立性中还需要说明另一个重要的问题:仅能有一个独立成分是高斯变量。这也是对 ICA 独立性的一个基本约束。假设多变量 s_i 是高斯变量,它与正交混合矩阵 A 乘积所得的混合信号 x_i 也将是高斯的,并且也是独立的。此信号的概率密度分布是完全均衡的,我们就没有办法用它来估计 A。这也看出 ICA 运算的终点是变量的非高斯性。

4.4.2 ICA 估计的原理

本节将从统计学和信息学角度详细叙述 ICA 的估计原理。ICA 的估计就是测量随机变量线性变换后的非高斯性,从峰度值、负熵近似、互信息量、似然估计等几个方面探讨了非高斯性的测量,也简要叙述了几种估计方法的相互联系,以及实际应用中的方法选择。这是 ICA 理论的核心,它是快速 ICA 算法的基础。

（1）非高斯就是独立的(Non-Gaussian is independent)

直观地讲估计 ICA 模型的关键就是非高斯性。大约 ICA 研究直到 20 世纪 90 年代才缓慢发展起来的原因正是:在大多经典的统计理论里,随机变量总是假设成高斯分布,这就排除了与 ICA 相关的任何方法。

中心极限定理是概率理论中的经典结果。它告诉我们在某种条件下（各独立的随机量具有有限的均值和方差）独立变量之和分布趋近于高斯分布。因此，通常两个独立随机变量的和具有的分布更接近高斯分布，而不是两个正交的随机变量。也可以看出观察的混合信号 x_i 较之 s_i 更接近高斯分布，即 s_i 比 x_i 的非高斯性更强。

现在我们假设向量 X 是服从 ICA 模式的独立成分的混合信号。为简单起见，假设本节所有的独立成分具有确定的分布。为了估计独立成分，我们回顾方程 $S = WX$，令向量 $y = w^T x = \sum w_i x_i$，w 是被确定好的行向量。如果 w 是 A 的逆阵的一行，上述的线性方程恰好等于其中一个独立成分。问题是，我们怎么应用中心极限定理来确定 w 使得它等于 A 的逆阵的一行。事实上不能如此精确的确定 w，因为我们没有矩阵 A 的先念知识，但是我们可以找到能很好近似的估计值。

我们定义 $z = A^T w$，即 $z^T = w^T A$，于是 $y = w^T x = w^T A S = z^T S$，$y$ 是 s_i 的线性混合，权值由 z_i 给定。我们已知甚至两个独立随机变量的和具有的分布也比原始变量更接近高斯分布，因此 $z^T S$ 的高斯性比任何一个 s_i 更强，$z^T S$ 的高斯性变为最小则它趋近于 s_i。显然，此时向量 z_i 中只有一个元素非零。这就证明了向量 w 可以使 $w^T x$ 的非高斯性最大化。而 $w^T x$ 或 $z^T S$ 就等于其中一个独立成分。

最大化 $w^T x$ 的非高斯性就得到了一个独立成分。实际上在向量 w 的 $n - D$（维）空间中横向优化非高斯性可得到 $2n$ 个局部极大值，每一个对应独立成分 s_i 和 $-s_i$（也就是向负的和正的非高斯性方向优化得的结果）。为了找到所有的独立成分，我们需要计算所有的局部极大值，但这并不太难。因为不同的独立成分不相关，我们可以约定给定的估计成分与前一个估计出的结果不相关。这相当于正交化到一个适合的变换空间。

为了在 ICA 估计中采用非高斯性，我们必须定量测定随机变量。比如说，y 的非高斯性。为简化问题，我们假设 y 具有 0 均值并且方差为 1，其原因在 ICA 的定义中已有说明，这也是 ICA 算法中的一项预处理功能。下面深入到 ICA 理论的最核心：非高斯性的测量，这又包含几种方法。

（2）**峰度值**（Kurtosis）

经典的测量非高斯性就是峰度值（kurtosis）或四阶累积量（fourth-order cumulant）。y 的峰度值定义为：

$$kurt(y) = E\{y^4\} - 3(E\{y^2\})^2 \tag{4.36}$$

假设 y 具有单位方差，方程右边简化为 $E\{y^4\} - 3$，这就展示出峰度值仅是四阶矩（fourth moment，$E\{y^4\}$）的标准化版本。对于高斯变量 y 四阶矩等于 $3(E\{y^2\})^2$，因此高斯变量的峰度值为 0。对于大多数（并非所有）非高斯随机变量的峰度值非零。

峰度值可正可负。比如随机变量具有负的峰度值被称为亚高斯（sub-Gaussian）的，反之称为过高斯（super-Gaussian）。统计学上也用宽峰带（platkurtic）和尖峰带（leptokurtic）表示。过高斯随机变量具有典型的尖峰概率密度函数并拖有长长的尾，典型例子是拉普拉斯分布。亚高斯正好相反，它具有平的概率分布。它的特例是均匀分布（uniform distribution）。

典型的非高斯性的测量用峰度值的绝对值，有时也用峰度值的平方，数值越大变量的非高斯性越强。正如上一段末尾所言，有些非高斯变量有零的峰度值，但这种情况极少。峰度值广泛用于 ICA 和其相关领域来测量非高斯性,主要原因是它比较简单,不论是计算上还是理论上。计算上仅仅只要采样数据的四阶矩来估计峰度值;理论分析也很简单,从其定义上可推出很多有意义的结论,比如:

$$kurt(x_1 + x_2) = kurt(x_1) + kurt(x_2) \qquad (4.37)$$

$$kurt(\alpha x_1) = \alpha^4 kurt(x_1) \qquad (4.38)$$

式中,α 是尺度系数。

为了说明怎样通过峰度值最小或最大化来提取独立成分,我们通过二维模式 $X = AS$ 来解释。假设独立成分 s_1, s_2 有峰度值 $kurt(s_1), kurt(s_2)$,两个都不为零,与以前一样它们都有单位方差,均值为 0。我们现在求它的一个独立成分 $y = w^T x$。

由 $y = w^T x = w^T AS = z^T S = z_1 s_1 + z_2 s_2$,基于峰度值的属性式(4-37)和式(4-38)有:

$$kurt(y) = kurt(z_1 s_1 + z_2 s_2) = z_1^4 kurt(s_1) + z_2^4 kurt(s_2)$$

y 与 s_1, s_2 一样都有单位方差,即它们平方的期望为 1:

$$E\{y^2\} = E\{(z_1 s_1 + z_2 s_2)^2\} = E\{z_1^2 s_1^2 + z_2^2 s_2^2 + 2z_1 z_2 s_1 s_2\}$$
$$= E\{z_1^2 s_1^2 + z_2^2 s_2^2\} = E\{z_1^2 s_1^2\} + E\{z_2^2 s_2^2\} = z_1^2 E\{s_1^2\} + z_2^2 E\{s_2^2\}$$
$$= z_1^2 + z_2^2 = 1$$

这也是 z 的约束条件。几何上说明 z 约束到单位圆上。现在最优化问题成为:z 在单位圆上取何值函数 $|kurt(y)| = |z_1^4 kurt(s_1) + z_2^4 kurt(s_2)|$ 取到最大值。为简单起见仅考虑峰度值符号相同时,此时绝对值符号可以略去。不难看出 y 峰度值取最大值需要 z 的一个元素为 0,另一个为非 0,同时有单位圆的限制只有非零元素取 1 或 -1。但是所取的这点正好满足 y 等于其中的一个独立成分 $\pm s_i$。问题得以解决。

在实际计算中,我们以某个给定的权向量开始,根据 $y(y = w^T x)$ 的峰度值增减方向计算,并用梯度或梯度扩展方法寻找新的向量 w。直到峰度值的变化趋于 0 结束。这个例子也可以推广到任意维,可见峰度值可以理论上作为 ICA 问题的一个优化判句。

然而,峰度值必须从测量的采样中估计时,它的应用也有一些缺点。主要因为峰度值对外界(outliers)因素非常敏感。它的值可能依赖于仅仅是分布的尾部的几个错误或不相关的观察值。换言之,峰度值不是一个稳健(robust)的非高斯测量。在一些条件下别的非高斯性测量可能比峰度值更好。下面介绍负熵和负熵逼近,可能它具有更好的特性。

(3)负熵(Negentropy)和负熵近似(Approximations of Negentropy)

1)负熵

本文第二个测量非高斯性的重要方法是用负熵。负熵是基于信息理论下熵(微熵)的定量。熵是信息学以及热力学的基本概念。随机变量的熵可以解释成观察变量获得的信息度。变量越"随机"比如,不可预测、没有特定结构,熵越大。严格意义上说,熵与随机变量的编码长度(coding length of the random variable)紧密相关,事实上,在某些简单假设下熵就是随机变量的编码长度。

离散随机变量 Y 的熵 H 定义为:

$$H(Y) = -\sum_i P(Y = a_i) \log P(Y = a_i) \qquad (4.39)$$

a_i 是 Y 的可能值。这个著名定义可以推广(generalized)到连续随机变量和向量中,那时通常称为微熵(differential entropy)。随机向量 y 及其密度 $f(y)$ 的微熵定义为:

$$H(y) = - \int f(y) \log f(y) \mathrm{d}y \qquad (4.40)$$

信息理论的一个基本结论是:在所有相同方差下的随机变量中,高斯变量有最大的熵。这就意味着可以用熵来测量非高斯性。事实上高斯分布是最随机或最欠组织的分布。对于那些明显地趋向居于某个特殊值的分布熵较小,比如当变量有规律或具有尖锐的概率密度函数。

为了让获得的非高斯性测量一直为非负值(高斯变量为 0),我们经常采取对微熵的形式做一修改的办法,称为负熵。负熵 J 定义为:

$$J(y) = H(y_{\mathrm{gauss}}) - H(y) \qquad (4.41)$$

y_{gauss} 是与 y 具有同样协方差矩阵的高斯随机变量。可见负熵一直非负,当且仅当 y 是高斯分布是为 0。负熵的另一个有意义的特性是它对可逆线性变换无变化。

采用负熵或微熵作为测量非高斯性的优势是:它可以被统计理论很好的验证(justified)。事实上,在统计属性已知时它是非高斯性的最优估计,然而,它的计算却太困难。用定义估计负熵需要知道概率密度函数,而这显然不容易得到。下面讨论对有用的对负熵的简单近似(逼近)。

2)负熵近似

上面提及估计负熵是困难的并且对比(代价)函数仍然是理论上的。实际使用时要用某些近似。下面介绍对 ICA 有效的近似方法。

近似负熵的经典方法是采用高阶矩(higher-order moments)。比如:

$$J(y) \approx \frac{1}{12} E\{y^3\}^2 + \frac{1}{48} kurt(y)^2 \qquad (4.42)$$

变量 y 假设有零均值和单位方差。由此式可见峰度值估计法与负熵近似的某些联系,其实本文介绍的 3 种非高斯性测量方法都可以用统一的信息理论框架解释。同时也应看到此近似有很大的局限性,部分原因是因峰度值而遭受非稳健性。为避免该缺陷,Hyvärinen 发展了新的近似方法。该近似基于最大熵原理:

$$J(y) \approx \sum_{i=1}^{p} k_i [E\{G_i(y)\} - E\{G_i(v)\}]^2 \qquad (4.43)$$

k_i 是某些正的常量,v 是零均值和单位方差高斯变量,G_i 是某些非二次函数(non-quadratic),称为目标函数。注意:即使在近似并不太精确时,式(4.43)也足可以用来构建非高斯性的测量而且此时这个近似一直非负,当 y 为高斯分布时为 0。如果我们只用一个非二次函数,式(4.43)变为:

$$J(y) \propto [E\{G(y)\} - E\{G(v)\}]^2 \qquad (4.44)$$

如果 y 是均衡的,这可以推广到基于矩的近似。比如,让 $G(y) = y^4$,我们得到了基于峰度值的近似。

G 的选择很要智慧,这种方法获得的近似比式(4.42)更好。为了获得更加稳健的估计选择下面的被实践证明的 G 很有用。

$$G_1(u) = \frac{1}{a_1} \log \cos h a_1 u, \quad G_2(u) = - \exp\left(- \frac{u^2}{2} \right) \qquad (4.45)$$

其中,$1 < = a_1 = <2$。

采用负熵近似获得的非高斯性估计比峰度值和负熵要好,概念简单、计算速度快、特别稳健。ICA 的快速算法中我们将采用这种理论。

(4)**互信息量最小化**(Minimization of mutual information)

由信息理论启发的另一种方法是互信息量最小化。这种方法可以用信息理论严格证明。

1)互信息量

采用微熵的概念定义 m(尺度)随机变量的互信息量为:

$$I(y_1, y_2, \cdots, y_m) = \sum_{i=1}^{m} H(y_i) - H(y) \tag{4.46}$$

互信息量随机变量间独立的自然测量。事实上它等效于联合密度 $f(y)$ 和边缘密度乘积之间的著名 Kullback-Leibler 分散。它为零,当且仅当变量统计独立。因此,互信息量考虑变量全部独立的结构,而不仅仅是协方差,比如主成分分析(Principal Component Analysis,PCA)和相关方法。

互信息量的重要属性是,给定可逆线性变换 $y = W_X$,有:

$$I(y_1, y_2, \cdots, y_n) = \sum_i H(y_i) - H(x) - \log |\det W| \tag{4.47}$$

现在看看限制 y_i 不相关并且具有单位方差时有什么结果。$E\{yy^T\} = WE\{xx^T\}W^T = I$,其行列式:

$$\det I = 1 = (\det WE\{xx^T\}W^T) = (\det W)(\det E\{xx^T\})(\det W^T) \tag{4.48}$$

此式指出 $\det W$ 必须为常数。对于单位方差的 y_i 熵和负熵的区别仅仅是常数和符号。因此我们可得:

$$I(y_1, y_2, \cdots, y_n) = C - \sum_i J(y_i) \tag{4.49}$$

C 是常量,该式也可见互信息量与负熵间的基本关系。

2)互信息量定义的ICA

既然互信息量是随机变量独立性的信息理论测量法,我们就可以用之作为寻找 ICA 变换的判句。决定矩阵 W 使变换成分 s_i 的互信息量最小。由式(4.49)看出找到可逆变换阵 W 使互信息量最小即负熵最大,则完成独立成分的分离。更精确地说,它严格地等于寻找一个一维的子空间,在这空间上的投影(projections)有最大负熵。严格上说,式(4.49)显示用最小互信息量估计等于当估计结果限于不相关时,估计结果间的非高斯性的和的最大化。事实上不相关的限制并非必要,但为简化运算考虑,一般用简单的式(4.49)代替更复杂的式(4.47)。

(5)**极大似然估计**(Maximum likelihood estimation)

一个更常用的估计 ICA 模型的方法是极大似然估计,它与信息极大原理密切相关。下面介绍该法,它本质上等于互信息极小。定义 $W = (w_1, L, w_n)^T$ 即 A 的逆阵,对数似然为:

$$L = \sum_{t=1}^{T} \sum_{i=1}^{n} \log f_i(w_i^T x(t)) + T \log |\det W| \tag{4.50}$$

f_i 是 s_i(这里假设已知)的密度函数,一般来说,对于随机向量 x,有密度 p_x 和矩阵 W,则 $y = Wx$ 的密度由 $p_x(W_y^{-1})|\det W^{-1}|$ 给出。

1)信息极大原理

相关的对比(代价)函数来源于神经网络观点。它基于具有非线性输出的神经网络的最大输出熵(信息流)。假设 x 是输入,输出的格式是 $\phi_i(w_i^T x)$,ϕ_i 是一些非线性尺度函数,w_i 是神经元的权向量。使输出的熵最大化:

$$L_2 = H(\phi_1(w_1^T x), \cdots, \phi_n(w_n^T x)) \tag{4.51}$$

如果 ϕ_i 选择得当,这个框架也能够估计 ICA 模式。可以证明网络熵最大化或信息极大原理相当于极大似然估计。这时候需要选择用于神经网络中的非线性尺度函数 ϕ_i 作为相关于密度的累积分布函数,比如:$\phi'_i(\cdot)=f_i(\cdot)$。显然极大似然估计 ICA 的原理就是求解神经网络输出的最大熵,又一个最优化问题。

2)极大似然估计与互信息量的联系(Connection to mutual information)

为了考察极大似然估计和互信息量间的联系,考虑对数似然(式(4.50))的期望:

$$\frac{1}{T}E\{L\} = \sum_{i=1}^{n} E\{\log f_i(w_i^T x)\} + \log|\det W| \tag{4.52}$$

如果 f_i 等于 $w_i^T x$ 的实际分布(因为我们起先假设它为 s_i 的分布),上式左边第一项等于 $-\sum_i H(w_i^T x)$,因此似然等于负的互信息量(式 4.47)加一个额外的常数。

实际应用时,这种联系更强烈。因为实际应用中我们不知道独立成分的分布。作为极大似然估计方法的一部分,用一个合理的方法估计 $w_i^T x$ 的密度,并用它作为 s_i 的密度的近似,此时似然法和互信息对于所有的实际目的是等效的。

虽然如此,在实践中还是有一些重要的小区别。极大似然估计的问题在于 f_i 的密度函数必须估计正确。它们不必要以太大的精度估计:事实上足够估计它们是否是过或亚高斯过程。在很多情况下我们对独立成分有足够多的先念知识,我们不必要从数据中估计它们的本来属性。在任何情况下,如果关于独立成分的本性信息不正确,极大似然估计将给出一个完全错误的结果。相反,采用合理的非高斯性测量方法,这个问题不会总是产生。

4.4.3　快速 ICA 算法

ICA 算法来源于其理论,为了简化问题及运算,我们要对数据进行 ICA 分解前的预处理。根据不同的 ICA 估计原理,我们可以得到不同的 ICA 梯度算法,本节主要介绍实际应用中比较成熟而且比较通用的 ICA 算法。

(1)ICA 预处理(Proprocessing for ICA)

在讨论 ICA 的快速算法之前,我们来研究一下一些非常有用的预处理。这些技术可以使 ICA 估计更简单。

1)中心化(centering)

最基本的和必须的预处理是给 x 定中心,比如减去它的均值($m=E\{x\}$)使 x 成为 0 均值变量。通过方程 $X=AS$ 左右取期望,可见 S 也被 0 均值化了。

这个预处理的核心是简化 ICA 的算法:这并不意味着均值不能被估计。以中心化了的数据估计出混合矩阵 A 后,我们可以用加上向量 S 的均值到中心化估计的 S 中来完成估计,均值向量由 $A^{-1}m$ 给出。

2)白化(whitening)

白化是另一个有用的预处理。在中心化 X 之后,以一个 X 的线性变换来获得新的向量 $\tilde{x}$,它是白化的(比如,它的成分不相关且方差为单位向量)。换言之,$\tilde{x}$ 的协方差矩阵等于单位阵:

$$E\{\tilde{x}\tilde{x}^T\} = I \tag{4.53}$$

白化变换总是可行的。一个最普通的白化方法是用协方差矩阵特征值分解。由矩阵分析理论可知,必存在一个正交阵 E 使 $E\{xx^T\}=EDE^T$,E 是 $E\{xx^T\}$ 的特征值的正交矩阵,D 是 $E\{xx^T\}$

57

的特征值构成的对角阵。用下述的方法实现白化：

$$\hat{x} = ED^{-1/2}E^T x \tag{4.54}$$

$D^{-1/2}$ 是 D 中每一个元素开平方，$ED^{-1/2}E^T$ 称为白化阵，由它很容易证明式(4.53)。白化把混合矩阵 A 变成了一个新的矩阵 $\tilde{A}$，因为：

$$\hat{x} = ED^{-1/2}E^T AS = \tilde{A}S \tag{4.55}$$

$\tilde{A}$ 是正交的，可以证明：$E\{\hat{x}\hat{x}^T\} = \tilde{A}E\{ss^T\}\tilde{A}^T = \tilde{A}\tilde{A}^T = I$。同时可见白化减少了估计参数的个数，起先我们要估计混合矩阵 A 的 n^2 个参数，现在我们只要估计正交矩阵 $\tilde{A}$，正交矩阵包含 $n(n-1)/2$ 个自由度。比如，两维时正交化矩阵只需通过一个角参数决定；更多维时正交矩阵只包含任意维矩阵的一半数量的参数。因此，可以认为白化解决了 ICA 问题的一半。因为白化是一个非常简单并且标准的过程，比 ICA 算法简单得多，对于减少 ICA 问题的复杂度是一个好办法。

我们白化同时减少数据的维数也很有用。观察特征值 d_j 并丢弃太小的数据，就像统计技术主成分分析 PCA 经常做的那样。这样作对减少噪声经常有用。此外，维数减少可以阻止过度学习，过度学习是 ICA 中常观察到的。

以下的章节我们都假设数据都已经去均值和白化了，为简单起见，我们仍然定义预处理过的数据为 x，混合矩阵为 A。

3）进一步预处理（further preprocessing）

ICA 获取数据的成功严重地依赖于某些应用相关的预处理步骤。比如，数据包含时间信号，一些带通滤波器可能很有用。如果我们可以线性的从 $x_i(t)$ 获得新的信号 $x_i^*(t)$，ICA 模式仍然支持 $x_i^*(t)$ 并以相同的混合矩阵，可以证明：

时域滤波相当于 X 右乘一个矩阵 M，则

$$X^* = XM = ASM = AS^* \tag{4.56}$$

这展示出 ICA 模式仍然可用。

（2）**快速 ICA**（the Fast ICA）

以前的小节我们已经介绍了非高斯性的不同测量方法，比如目标函数估计 ICA。实际上，我们只需要最大化代价函数算法，比如式(4.44)。许多学者发展了不同的 ICA 算法，主要分为两类：①最大化代价函数的固定点算法；②基于神经网络的极大似然估计算法。但是在某些条件限制下这两种方法可以联系起来。所以本节不一一讨论所有的方法，主要介绍有效的适合的方法。若无特别说明，假设数据都是经过去均值和白化处理的。顺便提一句，也有学者（Hyvärinen 等）研究了不对信号进行预处理的快速 ICA 算法。频域 ICA 的分析也逐渐出现，主要有 E. Bingham 等的复值信号的固定点算法。下面简要介绍常用的 Hyvärinen 的基于负熵近似的一元固定点算法。

1）一单元固定点算法

"元"指计算的单位，最后一个人工神经元具有权向量 w，神经元能通过学习规则更新。Fast ICA 学习规则找到的方向（比如单位向量 w）使投影 $w^T x$ 最大化非高斯性。这儿的非高斯性测量由式(4.44)的负熵近似。Fast ICA 基于固定点迭代方案去寻找 $w^T x$ 的最大化非高斯性（如同式(4.44)），它也源自一个近似的牛顿迭代。指定 g 来自于式(4.44)的 G，比如出自式

（4.45）的函数例子有：

$$g_1(u) = \tan h(a_1 u), \quad G_2(u) = u \exp\left(-\frac{u^2}{2}\right) \tag{4.57}$$

a_i 是 1,2 间合适的常量，通常取 1。Fast ICA 算法的基本格式是：

①选择初始权向量 w（可以随机选择），设置收敛误差 ε。

②计算 $w_{n+1}^+ = E\{xg(w_n^T x)\} - E\{g'(w_n^T x)\}w_n$。

③计算，即归一化 $w_{n+1} = w_{n+1}^+ / \|w_{n+1}^+\|$。

④判断 w 的收敛性：$\|w_{n+1} \pm w_n\|$ 是否大于或小于 ε。如果小于则收敛，否则重复②，③，④步。

收敛结果可能是 $-w$ 或 $+w$，又一次说明了独立成分的强度不能唯一重构。

（2）Fast ICA 由如下过程衍化

首先指出，从 $E\{G(w^T x)\}$ 的某个最优化获得 $w^T x$ 的负熵的最大的近似。根据 Kuhn-Tucker 条件，$E\{G(w^T x)\}$ 必限制于 $E\{(w^T x)^2\} = \|w\|^2 = 1$，而获得它的最优化的点却是：

$$E\{xg(w^T x)\} - \beta w = 0 \tag{4.58}$$

β 是常量 $\beta = E\{w^T x g(w^T x)\}$。用牛顿迭代解上述方程。定义方程左边的函数为 F，式（4.58）的雅可比矩阵是：

$$JF(w) = E\{xx^T g'(w^T x)\} - \beta I \tag{4.59}$$

为了简化该方程的逆，采用对右边第一项近似的办法。由于数据是球对称的，合理的近似为：

$$E\{xx^T g'(w^T x)\} \approx E\{xx^T\} E\{g'(w^T x)\} = E\{g'(w^T x)\} I$$

因此雅可比矩阵变成对角阵了，并且很容易求逆。我们还可以获得如下的牛顿迭代的近似：

$$w_{n+1}^+ = w_n - [E\{xg(w_n^T x)\} - \beta w_n]/[E\{g'(w_n^T x)\} - \beta] \tag{4.60}$$

该算法可能用左右同乘 $\beta - E\{g'(w^T x)\}$ 来进一步简化，即

$$w_{n+1}^+ = E\{xg(w_n^T x)\} - E\{g'(w_n^T x)\}w_n$$

这就是给出的代数简化后的 Fast ICA 迭代。

实际 Fast ICA 使用中，期望要用估计值来代替。数据本性当然与采样均值有关。理想的情况是所有的可用的数据都要使用，但是因为计算上的原因这方案并不易与。因此采用一个小的样本来估计均值，此样本对于最终的估计精度有合理的效果。在每一次迭代中采样点应该分开选择。如果收敛并不让人满意，应该增加采样长度。

4.5　基于小波的阻抗胃动力信息提取和处理

为了验证小波变换在阻抗信号处理中的作用和效果，本研究进行了预实验研究。对拟采用的信号处理方法进行了评估。

为采用多分辨分析分解原始阻抗信号和重构胃运动信号，我们对原始信号的特征、频带分布等情况进行了计算和分析。通过原始信号的频带分布等特征信息来论述选用的信号处理方法。

通过对小波变换理论和本研究中信号时频特征的分析，拟采用小波多分辨分析（MRA）进行阻抗胃动力信号的分解和重构，重构信号主要包括对应胃运动节律的信号成分。

4.5.1 阻抗胃动力信号

本研究前期已经从健康志愿者上腹胃区获取到阻抗胃运动信号,信号采样率为 5 Hz,时长 200 s,如图 4.7。该信号为消化期胃阻抗原始信号。可以看出,图 4.7 所示的原始信号是一种多信号的混合,明显含有较大的干扰成分,比如频率在 10 ~ 20 cpm 的呼吸,0.05 ~ 2.5 Hz 的血流成分。反映胃运动的阻抗信号为调制在这些信号中的节律为 4 ~ 4 cpm 的超低频信号。

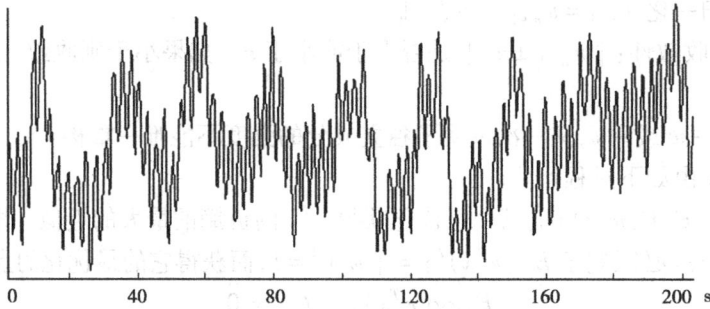

图 4.7　消化期的胃阻抗原始信号

图 4.8 是图 4.7 原始阻抗信号的幅度谱。可以看出,在 1 ~ 6 cpm 有一复杂的谱线复合成分。按照消化期生理状况,这属于以胃运动为主的信号成分;9 ~ 18 cpm 的成分的比重相对低一些;18 ~ 30 cpm 呈现出另一个频带波峰成分,这是呼吸、血流等干扰造成的;30 cpm 以上成分在硬件滤波、以及信号采样率控制下受到抑制,因此没有特别大的频带成分出现。但是由于阻抗血流成分复杂,频带较宽,可能延伸到胃动力信号频带,各种基于阻抗技术获取的生理信号成分会存在交叉现象。

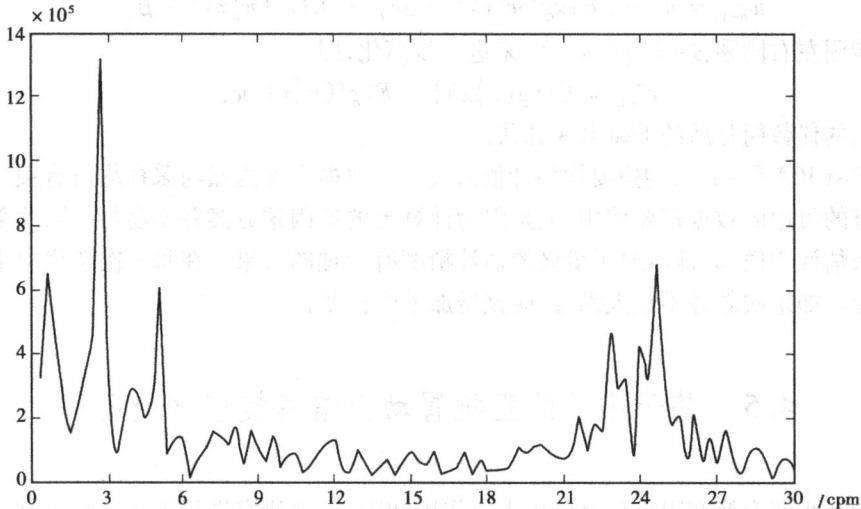

图 4.8　原始阻抗信号的幅度谱

图 4.9 是另一例消化期原始阻抗信号。可以看出,该信号仍然存在较大的干扰,而且基础阻抗变化也很大。基础阻抗是胃内容积、食物成分、pH 值等综合因素的表现结果,对应胃蠕动的节律信号调制在基础阻抗变化之中。同样,超低频的阻抗蠕动节律信号又被频率较高的呼吸、血流等节律信号所调制。

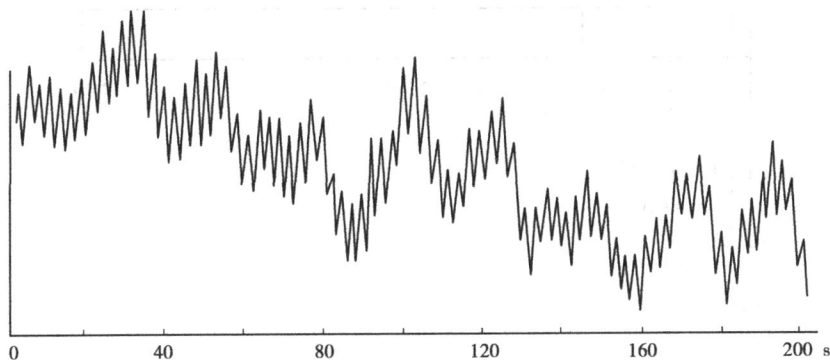

图 4.9 另一例消化期原始阻抗信号

图 4.10 是图 4.9 信号的幅度谱。可以看出,由于其基础阻抗变化很大,因此占有了谱线中的 1 cpm 下的信号超低频带;在 1~7 cpm 仍然具有复杂的谱线成分,按照消化期生理状况,这属于以胃运动为主的信号成分,主要表现消化期张力性收缩产生的胃收缩节律信号成分;9~18 cpm 的成分相对较低;18~27 cpm 呈现出另一个频带波峰,是由呼吸、血流等干扰造成的;30 cpm 以上成分被抑制。

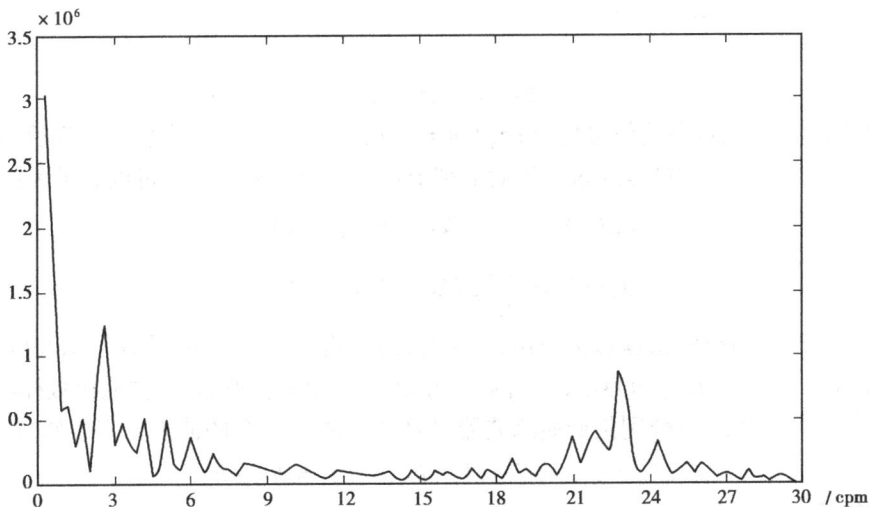

图 4.10 另一例原始阻抗信号幅度谱特征

总体看来,阻抗胃运动信号具有成分复杂,与呼吸、血流等频带重叠的现象。同时,阻抗胃动力信号因为受到胃内食物成分、胃容积变化、胃液分泌等一系列复杂的因素影响,因而基础阻抗数据具有漂移、变异性大等现象,在研究中需要注意,并要有针对性地进行信号处理。

4.5.2 胃蠕动信息的多分辨分析处理与提取

图 4.11 是采用 MRA 提取胃动力信号示意图。根据采样定理,信号采集频率为 5 Hz,MRA 就是一系列具有高频、低频不同频带分辨率的小波滤波器进行卷积运算,而且滤波函数在小波尺度作用下可以具有时频伸缩特性。因此所需要提取的频带为 0~0.156 25 Hz 段,即包含 3 cpm 胃动力信号的,0~9.375 cpm 为主的低频信号频段,以重构胃动力信号。采用的算法为 MALLTAT 快速算法,该算法相当于 FFT 在傅立叶变换中的地位。

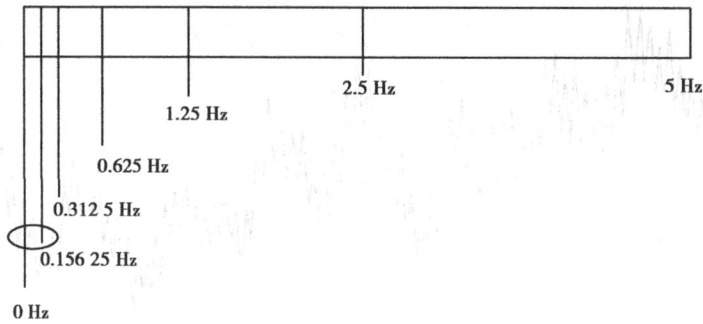

图4.11　多分辨分析分解胃运动信号示意图

(1)分解算法

利用 MALLTAT 算法可以根据不同尺度把信号进行多级分解,从而把原信号分割成细节信号和逼近信号,如图 4.12 所示。

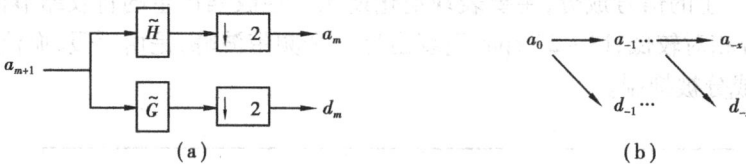

图4.12　分解算法

在图 4.12 中,a_0 表示原始信号向量;$a_m(m = -1, -2, \cdots, -M)$ 是经过分解后的逼近信号;$d_m(m = -1, -2, \cdots, -M)$ 是经过分解后的细节信号。以上分解过程可以表示为:

$$a_m(n) = \sum_k h(2n - k)a_{m+1}(k) \tag{4.61}$$

$$d_m(n) = \sum_k g(2n - k)a_{m+1}(k) \tag{4.62}$$

式(4.61)、式(4.62)的物理意义为:$a_{m+1}(n)$ 经过冲击响应为 $h(n)$ 的数字滤波后,再抽取偶数样本就得到 $a_m(n)$,$a_{m+1}(n)$ 经过冲击响应为 $g(k)$ 的数字滤波后,再抽取偶数样本就得到 $d_m(n)$。此处,$h(k)$ 和 $g(k)$ 分别是低通滤波器 H 和高通滤波器 G 的冲击响应序列,并且

$$g(k) = (-1)^{1-k}h(1 - k), h(k) = h(-k) \tag{4.63}$$

(2)重构算法

重构是分解的逆过程,其原理就是利用细节信号和最终的逼近信号复原最初的原始信号,如图 4.13 所示。

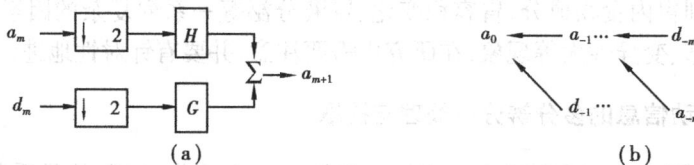

图4.13　重构算法

重构算法的公式:

$$a_{m+1}(n) = 2\sum_k h(2n - k)a_m(k) + 2\sum_k g(n - 2k)d_m(k) \tag{4.64}$$

4.5.3　仿真研究

MATLAB 语言是一种广泛应用于工程计算及数值分析领域的新型高级语言。自 1984 年由美国 MathWorks 公司推向市场以来,历经二十多年的发展与竞争,现已成为国际公认的最优秀的工程应用开发环境之一。MATLAB 已经成为线性代数、自动控制理论、数字信号处理、时间序列分析、动态系统仿真、图像处理等领域的基本研究工具。MATLAB 功能强大、编程效率高,在科学试验、仿真计算中应用方便。虽然 MATLAB 可以实现接口程序,可以实时运行,但是不能脱离其运行环境,不能生成可执行、可移植程序。因此本研究使用 MATLAB 进行信号处理仿真研究,最后采用通用可视化程序设计平台编写系统程序。

在 MATLAB 环境下首先载入信号,把采集的数据改写成 MATLAB 专用数据格式 * . mat,然后采用 MATLAB 程序设计语言编写相应算法的程序。

下面就采用 MATLAB 实现的小波分解和信号重构结果进行分析。

图 4.14 是 DB3 小波分解阻抗胃动力信号效果图。图中右上部分是 200 s 的阻抗胃动力原始信号,采样率 5 Hz。图的左半部分是离散小波分解的树型示意图,也就是小波多分辨分解的示意图。信号 s 被分解成了 $d_1 \sim d_5$ 的细节成分以及 $a_1 \sim a_5$ 的近似成分。右下部是采用低频近似成分 a_5 重构的阻抗胃动力信号。该信号的频率在 3 cpm 左右,与胃运动节律基本一致。但是重构的信号比较尖锐,一般蠕动变换产生的胃容积改变不会出现快速变化,而是一个

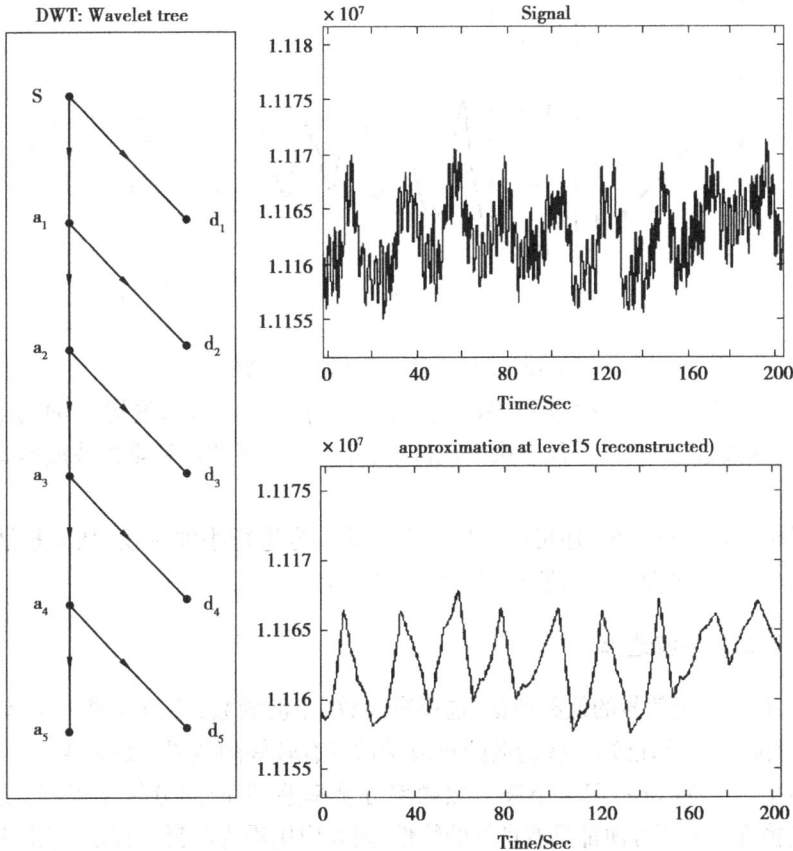

图 4.14　DB3 小波分解重构原始信号的效果图

慢速、惯性系统,信号比较圆滑。主要原因是采用的 DB3 小波本身特征比较尖锐,实现滤波分解也导致信号尖锐,有切迹。

图 4.15 是采用 DB4 重构的阻抗胃动力信号,重构信号频带包含 0 ~ 0.156 2 Hz(图中右下部)。重构信号光滑节律性与胃运动节律一致性更好,信号模式贴近胃运动真实运动规律,与采用恒压器等方法测试曲线具有共同特点。

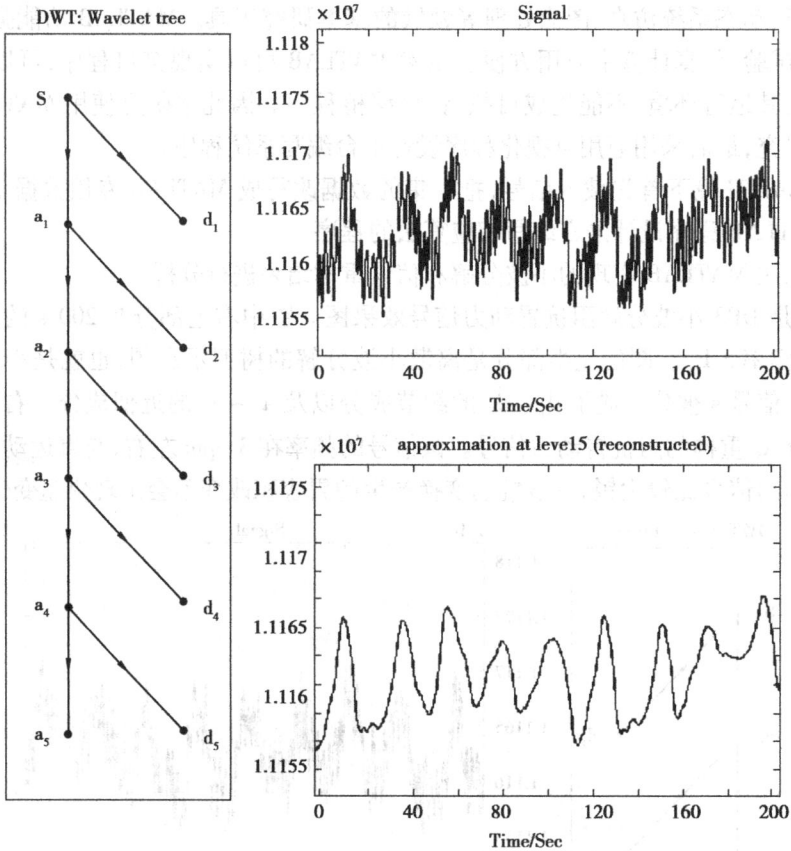

图 4.15　DB4 小波分解 5 级重构结果

综合分析上述结果,本研究采用 DB4 小波函数进行信号分解和重构,DB4 小波滤波器所含有的高频、低频数组仅 8 个点,程序执行代价小,分析分解滤波器和重构滤波器花销小,程序执行快。

对于胃阻抗这种低速信号,还可以采集一定量的信号进行小波变换,从而扩展到实时、在线提取胃运动信号,为胃功能实时监护与评价提供可能。

4.5.4　DB 系列小波选择

采用 MRA 研究阻抗信号的低频特征,选择窗函数(小波函数)十分关键。窗函数的选择常常依靠经验和实践。但是,已知一些经典的小波函数具有较好的效果。例如 Morlet 小波具有很好的频率分辨。而 Mexican Hat 小波虽然频率分辨率差,但时间分辨率很好。著名的 Daubechies 小波变换在以上两方面都具有良好的特性,因此应用最为广泛。提示可用 Morlet 小波来分析波形的频率构成,Mexican Hat 小波进行奇异点定位,Daubechies 小波作多分辨分析等。

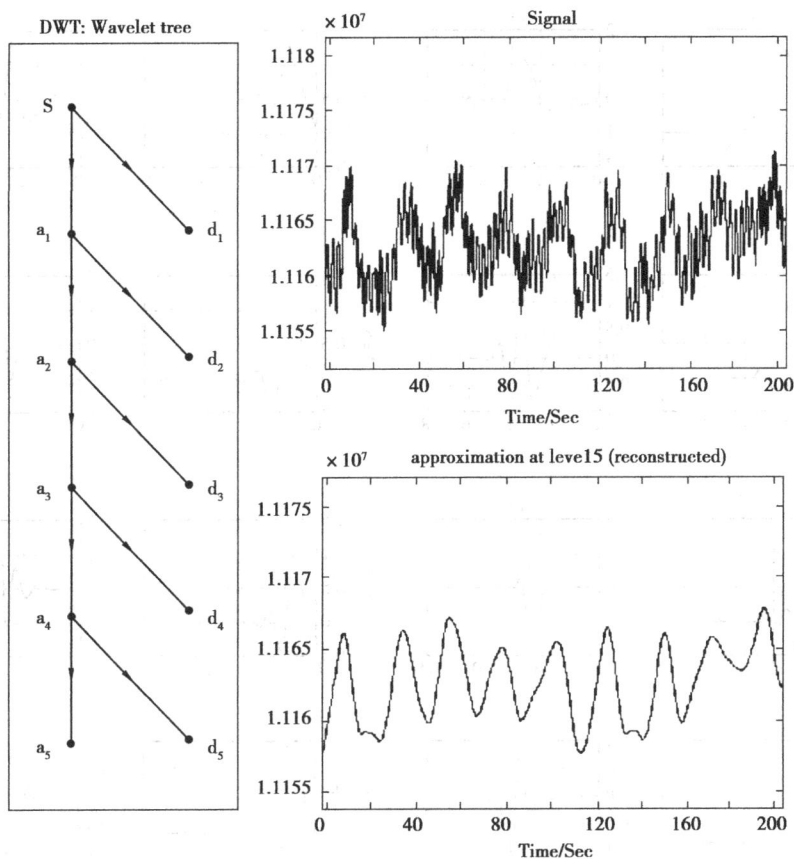

图 4.16 DB7 小波分解 5 级重构结果

本研究通过在 MATLAB 平台上选择多种小波基函数的仿真研究和优选实验,选定了 Daubechies 小波变换的基函数。并根据人体实验获得的胃动力信号的生理、病理特征,构建了小波基函数。获得了采用 Daubechies 小波变换序列有效地将胃阻抗信号从呼吸阻抗和血流阻抗信号中分离出来的良好效果。

从 MATLAB 提供的小波函数分析胃动力信号来看 DB 系列,SYM 系列都有比较好的分解和重构信号效果。DB 小波是紧支但不对称,SYM 系列也是 Daubechies 构造的,但是具有近似对称性。

Daubechies 证明了正交紧支撑的小波不可能具有线性相位以及共扼正交 FIR 滤波器组不可能具有线性相位。这两个结论其实是互通的,因为 Daubechies 正交小波即是用正交滤波器组的基本关系—功率互补关系为基础来构造的。唯一的例外是 Haar 小波,其 $h_0(n) = \left\{ \dfrac{1}{\sqrt{2}}, \dfrac{1}{\sqrt{2}} \right\}, h_1(n) = \left\{ \dfrac{1}{\sqrt{2}}, -\dfrac{1}{\sqrt{2}} \right\}$ 是对称的。但由于 Haar 小波的不连续性使其在实际的信号处理中失去了实用价值。

Daubechies 在保证正交、紧支撑的前提下构造了一类接近于对称的小波滤波器及小波。在 MATLAB 中命名为"Sym$N$",N 即阶次,$N = 4 \sim 10$。

Sym$N$ 小波和 DB 小波构造的方法基本相同。DB 小波是按最小相位原则对 $|Q(z)|^2 = Q(z)Q(z^{-1})$ 作分解,即将单位圆内的零点赋予 $Q(z)$,单位圆外的零点赋予 $Q(z^{-1})$。已知最

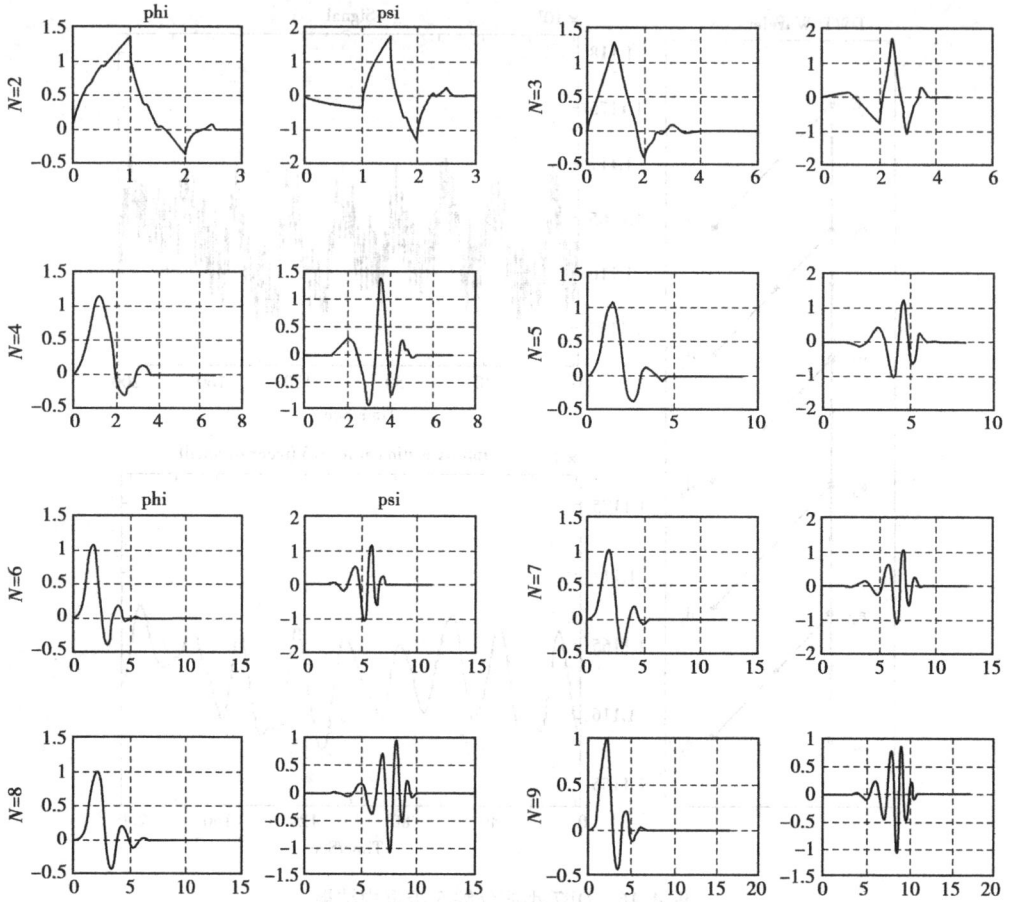

图 4.17　DB 小波在 $p=2\sim9$ 阶次时 $\phi(t)$（尺度函数）及 $\psi(t)$（小波函数）的波形

小相位序列的能量集中在 $n=0$ 后的少数点上，因此造成了该序列严重的不对称性。使序列较为对称的办法是令 $Q(z)$ 为混合相位系统，即其零点有的在单位圆内，有的在单位圆外。当然，如有复数零点，应共扼成对选取。举例说明如下。

例如，令 $N=4$，根据构造 Sym$N$ 小波的公式，有：

$$Q(z)Q(z^{-1}) = \sum_{n=0}^{3}\binom{3+n}{n}\left(\frac{2-z-z^{-1}}{4}\right)^n$$

$$= 1 + (2-z-z^{-1}) + \frac{5}{8}(2-z-z^{-1})^2 + \frac{5}{16}(2-z-z^{-1})^3$$

$$= (-5z^3 + 40z^2 - 131z + 208 - 131z^{-1} + 40z^{-2} - 5z^{-3})/16$$

该多项式有六个零点，它们分别是：

$$z_1 = 0.328\ 9 \qquad\qquad z_2 = 3.040\ 7$$
$$z_3 = 0.284\ 1 + j0.243\ 2 \qquad\qquad z_4 = 0.284\ 1 - j0.243\ 2$$
$$z_5 = 2.031\ 1 + j1.739\ 0 \qquad\qquad z_6 = 2.031\ 1 - j1.739\ 0$$

DB 小波是将 z_1，z_3 及 z_4 赋给 $Q(z)$。对 Sym4 小波，可将 z_2，z_3 及 z_4 赋给 $Q(z)$，再由

$$H_0(z) = \sqrt{2}\left(\frac{1+z^{-1}}{2}\right)^4 Q(z)$$

即可求出 $H_0(z)$，继而求出 $\phi(t)$ 和 $\psi(t)$。

Sym4 ~ Sym$N$ 运行 MATLAB 中有关 Sym$N$ 小波的有关命令亦可给出这些系数。$N = 4,6$，$8,10$ 时的 $\phi(t)$ 和 $\psi(t)$ 如图 4.18 所示。

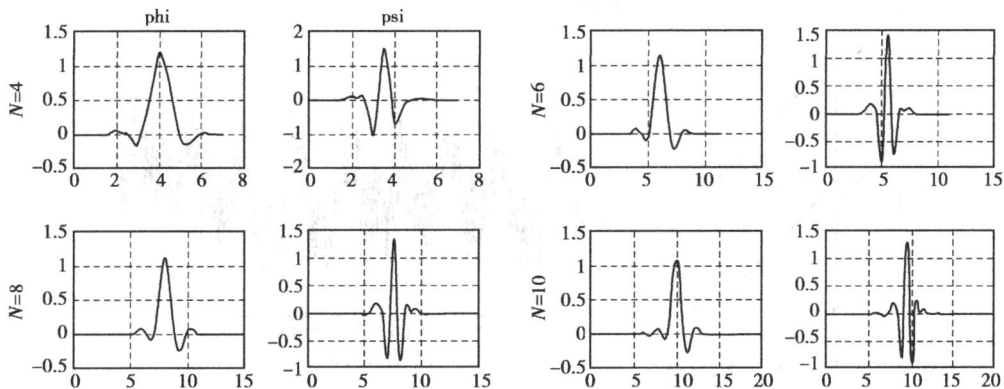

图 4.18　$N = 8,10$ 时"Sym$N$"小波对应的 $\phi(t)$ 和 $\psi(t)$ 的波形

为了考证 DB 小波的有效性和对于胃运动信号提取的优势，我们进行了比较研究。

图 4.19 的结果可以看到，Sym4 小波函数也清晰地提取出了胃运动节律。但是信号的转换轨迹太尖锐，可以理解为其高频成分太多，这种情况也与胃的缓慢机械运动规律不符。

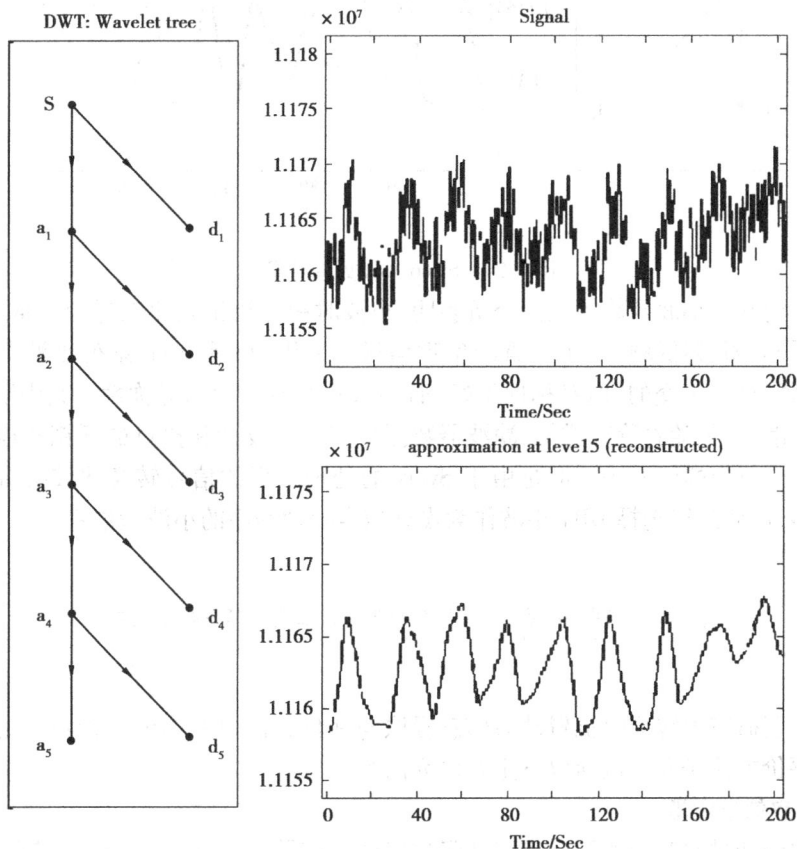

图 4.19　Sym4 小波处理结果

图 4.20 是采用 Sym6 小波函数处理的结果,Sym6 处理后获得的低频信号成分光滑,高频成分保留少,信号与胃蠕动节律相似。

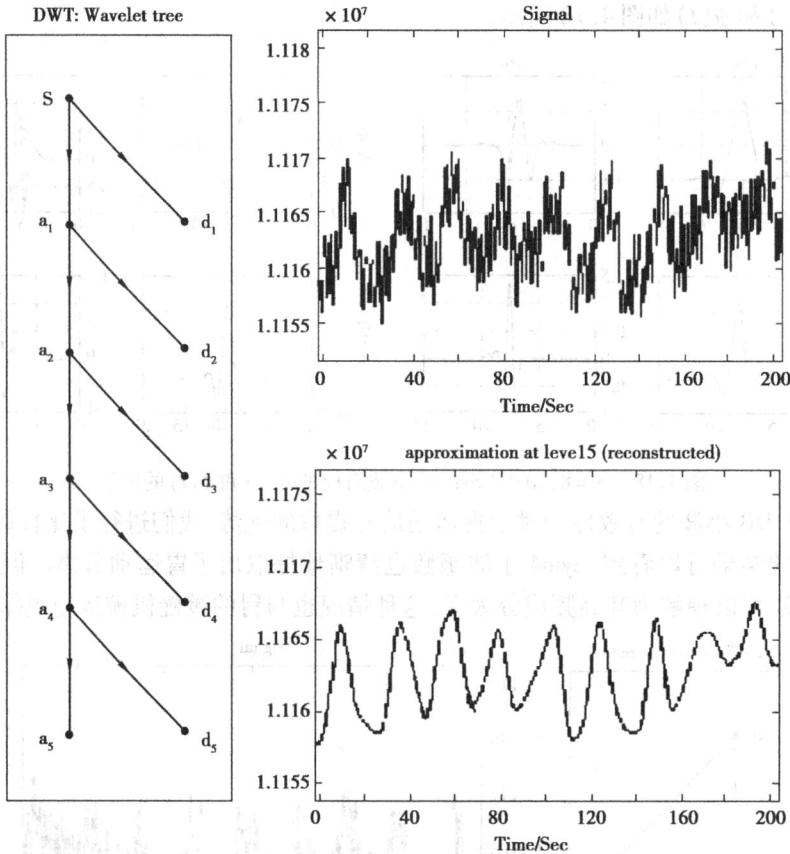

图 4.20　Sym6 小波处理结果

本节的讨论和对小波函数的理论分析表明,小波时频分析工具比较适合提取胃运动这种频带重叠、信号微弱、超低频、干扰严重的生理信号。采用 DB 和 Sym 系列小波都基本可行。DB 的特点是紧支的、正交的,但对称性不好,而 Sym 更具有近似的对称性。其中阶次越高,重构的信号越光滑,但是随着阶次增加、滤波器数据增多程序设计和执行的开销相应急剧增大。选择 4 阶是一个折中的好方法。但是由于 Sym4 的处理所得的信号转换比较尖锐,引入高频信号成分较多,因此最终选择 DB4 小波作为设计信号处理程序的小波函数系。

4.6　胃动力信号处理和评价研究内容

本专著主要研究内容为阻抗胃动力信号提取与评价方法研究中的关键技术之一,即信号处理和参数评价方法研究。包括以下主要研究内容。

(1)胃排空信息提取

胃排空曲线和排空时间测量可直接从阻抗胃动力信号的直流分量获取。其可行性和有效性已经与同位素方法的对比实验验证。

（2）**胃收缩信号提取**

是本研究中信号处理的重点和关键技术，也是本研究中信息提取的基础。后期信息提取，参数计算以及本研究的创新性都来源于是否能够较好地分离出表征胃收缩的信息，从而测量胃动力。本研究的主要突破口和主要内容也在于此。

（3）**胃收缩信号和胃电信号的关系研究**

本研究基于电-机复合过程的高度认识胃动力的测量和评价，胃电与阻抗胃收缩信号相互验证，探讨胃动力机制。

胃电信号采集与分析比较容易实现，研究工作已有前期研究基础。在研究阻抗胃动力信息的同时也加入同步胃电信号分析，研究其相关性，从而完成复杂胃动力电-机过程的节律性、传导性和排空效果的综合评价。

（4）**胃动力参数提取和实验修正**

提取胃收缩、胃电、排空曲线后，计算相应的指标，如半排空时间、胃收缩的频率、功率谱以及动态谱。在实验中总结出有意义的参数和应用判据，并通过临床试验进行修正。从而反映电起博—引导—收缩—控制—效果，即整个电—机复合过程中的胃动力学状态及其变化规律，最终完成胃动力评价方法和系统。

第 **5** 章
检测实验和结果

为验证胃动力信息检测与评价方法和专用实验系统的有效性和可靠性,探讨其应用价值,本研究进行了应用胃动力信息检测与评价实验系统的系列实验,包括人体检测基础实验和于医院完成的初步临床应用实验。

本研究的主要思想是实现一种基于电-机复合系统的认识高度,将胃的电活动,胃收缩与胃排空等环节相联系,综合提取电起搏—引导—收缩—传导—控制—效果,即整个电-机复合过程中的胃动力学信息,分析其变化规律,并将其与胃肠生理和病理联系,建立全面、准确、有效的胃动力学检查设备和评价方法。

本研究的人体检测基础实验和医院初步临床应用实验主要包括以下类型。在一天不同时段的胃动力规律对照检测;液体胃排空实验;药物对胃动力影响实验,临床特殊病种实验研究以及其他一些胃动力敏感性实验。

需要说明的是,本实验研究进行的常规胃动力测试、水负荷实验、临床胃功能性紊乱病人志愿者的实验,所选用的电极系统都是4电极法。电极安装位置,参考图3-2。

5.1 胃运动节律实验研究

胃的运动,即胃肠道对食物的混合与推进功能是通过三种类型的收缩运动调控完成的;①节律性位相性收缩运动;②极度推进性收缩运动;③张力性收缩。

在餐后与消化间期,依靠节律位相性收缩运动混合食物并缓慢向远端推进。这些收缩运动对食物混合及推进功能的效应取决于它们的空间和时间特性。收缩运动的传导性对食物正常推进至关重要。肠道神经元以及肠平滑肌细胞与 Caja1 细胞产生的慢波参与这些收缩运动的调控。

极度推进性收缩运动包括两种类型:①巨大移行性收缩运动(giant migrating contractions, GMCs),可推动食物团块向远端移动;②逆行性巨大收缩运动(retrograde giant contraction, RGCs),可推动食物团块向近端移动。GMCs 可导致收缩和松弛张力的下行抑制,而位相性收缩无此作用。在特殊情况下,他们还产生腹部痉挛性疼痛感觉。在呕吐前,通过内脏运动反射,逆行性巨大收缩运动可使小肠上段内容物迅速反流入胃内。张力性收缩运动的精确生理作用尚不明确,他们可持续数分钟至数小时,通过缩小肠腔直径可能增强周期性和极度推进性收缩运动。不同胃肠道器官对食物的混合作用强度和推进速度存在很大区别。相应的,不同器官间三种收缩类型的空间和时间特性也大相径庭。

胃的运动有上述三种,但是在胃的不同消化时期,胃的这些运动表现不同。

5.1.1　消化期的胃运动

胃运动的主要形式以及作用。食物刺激咽、食管等处的感受器,反射性引起(近端)胃舒张,胃容积增大(50 mL 增大至 1 500 mL)。传出神经发出作用,释放肽类递质,从而有利于胃容纳食物。胃平滑肌还主要表现出节律型位相性收缩运动,产生食物的搅拌、混合、研磨、推送食物的效果。食物入胃 5 min 就有了这种收缩运动,而且一般是从胃的中部开始,向幽门部推进并逐步增加节律,一般是 3 cpm。紧张性收缩也必不可少,这样可以保持胃的形态、位置,也属于胃蠕动的基础。

消化期的胃运动最终导致胃中的食物经十二指肠而排空。其大致过程是:胃的蠕动导致胃内压升高,升至大于十二指肠内压,这是一个做功过程。这种动力克服十二指肠内压以及幽门瓣的作用,实现胃排空,一般混合食物的排空时间是 4 ~ 6 h。胃的排空也受到多种因素的控制,其中胃排空的速率与胃内食物量的平方根成正比,也刺激胃肠反射,刺激胃壁神经丛反射,分泌胃泌素,增加胃动力,从而促进排空。人体系统始终力求保持平衡,所以排空还与小肠的消化吸收相适应,是间断性地,一点一点地进行的。

5.1.2　消化间期的胃运动

消化间期的胃运动特点,即移行性复合运动(MMC),它分为 4 个时相,耗时 90 ~ 120 min/周期。

1 相:静止期,45 ~ 60 min;

2 相:间断不规则收缩;

3 相:连续强烈收缩,5 ~ 10 min 排空;

4 相:过渡期,5 min。

MMC 昼夜节律性排空,夜间排空速率比白天慢,呈现间断性特点。

作为胃运动的电起博节律反映,胃电信号同样具有消化期以及消化间期的不同电活动规律,同时胃电图具有昼夜节律。裴静琛等用 Synectics Medical 的便携式 EGG Holter 记录了 15 名志愿者的 24 h 胃电。受试者安静平卧,进餐时间控制在 15 min 内,严格控制进餐和睡觉时间。其分析研究结果表明,24 h 胃电的某些参数,如主功率、主频百分数,有明显的节律性,在 20:00 时其值最大;主功率在 4:00 ~ 6:00 最低,有显著性差异;主频百分数在 2:00 ~ 6:00 最低,有显著性差异。该节律与睡眠-觉醒的节律相对应,也符合昼夜节律的变化。早、中、晚三餐胃电主频变化不明显。说明正常人的胃电主频率是较为稳定的。这种节律性是人适应睡眠-觉醒节律时脑、神经及激素的变化调节引起的。

为了验证本实验系统对于不同时相胃运动以及胃电活动的反应,设计了空腹胃动力实验以及餐后消化期胃动力实验进行比较。实验取同一受试者进行自身配对比较。

5.1.3 胃蠕动实验设计

根据胃蠕动的特点,包括消化间期的特点以及消化期的蠕动特点,以及胃运动的昼夜节律性,设计了在消化间期(禁食 8 h 以上,早上 9 点),以及消化期(午餐后,下午 3 点左右)进行胃动力节律实验研究,通过具有显著生理差异的不同时段的胃动力节律比较实验,研究其胃动力参数变化规律,从而验证本研究胃动力参数设置的有效性和稳定性。

受试者为空腹 8 小时的健康志愿者。实验在上午 9 点左右进行,受试者安静,平静呼吸坐于有靠背和扶手的牢固木椅中。对照实验为当日下午 3 点,采集胃阻抗信号时间大于 30 分钟。中午的试餐为面包 100 g,牛奶 200 mL,其能量分别为 2 850 kJ 和 1 300 kJ。

实验对象:实验于 2006 年 7 月至 2007 年 4 月在重庆邮电大学生物医学信息工程研究所实验室以及中国医学科学院、中国协和医科大学生物医学工程研究所完成。实验对象为无器质性胃病,无功能性消化不良等症状,年龄 20 ~ 21 岁的青年学生,部分 30 ~ 40 岁的中青年研究人员。共计 28 例受试者。

统计方法采用同一受试者配对 T 检验,以 $P < 0.05$ 为具有显著性统计意义的假设检验标准。

5.1.4 实验结果

不同时段的胃动力节律比较实验结果如图 5.1 和图 5.2 所示。

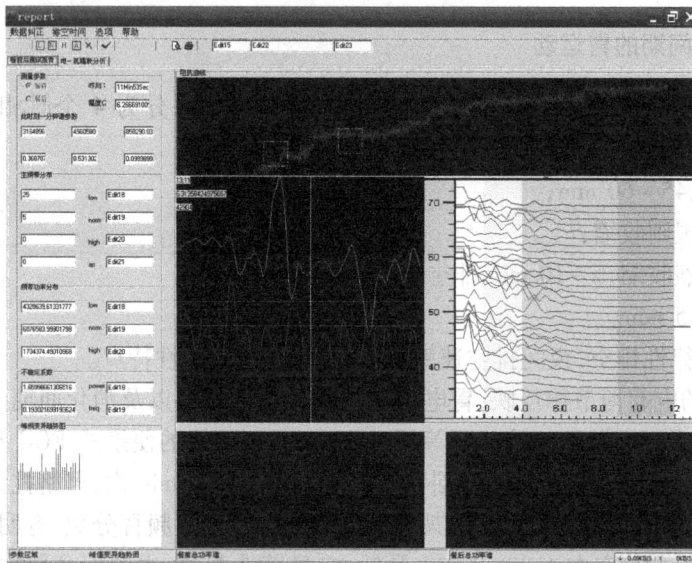

图 5.1 一志愿者空腹时的胃动力测试结果

图 5.1 为一名志愿者在空腹状态下的胃动力测试结果。图中显示其胃运动节律比较乱,信号低频成分很多,基础阻抗变化很大。由此可以看出,受试者胃动力参数在早上空腹时,节律的规律性差,基础阻抗随时间(胃液的分泌)呈现较大的波动。胃阻抗节律在一定时段有整齐的正常节律,在另一段时间又表现为低频等近似无张力性收缩现象,这正是处于 MMC 的标志,表现了胃动力功率输出较低等消化间期(MMC)胃运动的规律。

图 5.2 是同一志愿者消化期胃动力测试结果。因为下午 3 点属于胃排空后期,图中显示

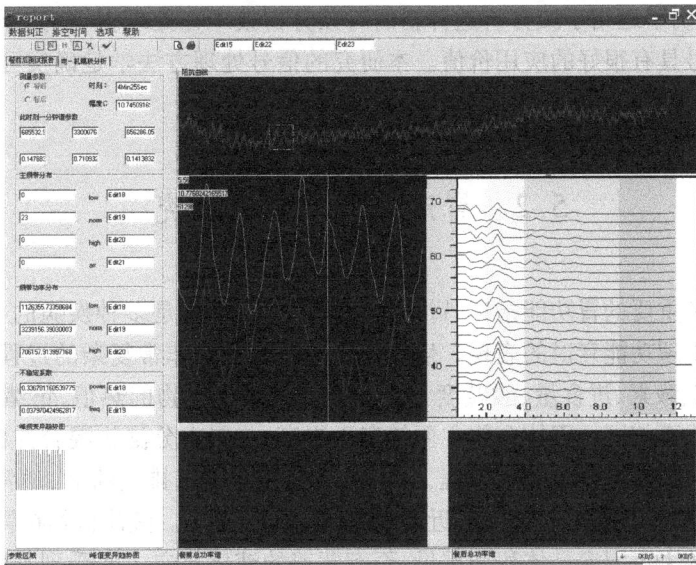

图 5.2　同一志愿者消化期的胃动力测试结果

其胃基础阻抗变化小,胃运动节律很规律,都集中在 2.8 cpm 处,总体的功率谱出现单一的尖锋特征。表明在下午 3 点,该志愿者的胃处于消化期,胃的紧张性收缩较强。胃的整体运动很规律,动态谱表明节律在大约 30 min 内都表现出一致性。胃的动力输出强,正常节律比趋于最大值,功率和主频变异系数小。

表 5.1 为 28 例健康志愿者不同时段的胃动力参数实验统计结果。可以看出,其正常节律比从早上 9 点的 38% 显著性地上升到下午 3 时的 70%,正常节律所占功率百分比也从 53.8% 显著性上升到 59.2%。主频更加稳定,在下午 3 时的主频变异系数更小,具有统计学差异($P < 0.5$)。只有主频下功率变异系数没有表现出显著性差异,主要原因是主频下功率输出只代表该测量频点的功率,其数据大小受到多种因素影响,消化期的某一频点的蠕动强弱并不一定大于消化间期的某一频率点的胃蠕动强度,因此其幅度可能并不具有太大的可比性。

表 5.1　不同时段胃动力参数实验统计

	早上空腹	下午 3 时	p 值
2～4 cpm 节律比例	0.380 ± 0.220	0.704 ± 0.255	0.020
2～4 cpm 功率比例	0.538 ± 0.028	0.592 ± 0.044	0.040
主频下功率变异系数	2.034 ± 0.478	1.576 ± 0.481	0.056
主频变异系数	0.234 ± 0.046	0.182 ± 0.059	0.040

5.1.5　讨论

胃运动节律实验结果表明,本研究的胃动力信息检测与评价方法和实验系统可以灵敏地反应胃蠕动节律随受试者不同时段消化规律的变化,其规律与生理意义吻合。

本实验的进一步发展是继续扩大研究样本。可以肯定的是阻抗技术提取了明确的胃运动信号,可以评价胃运动节律,相关时频参数在不同生理机能下可以表现出显著性差异,具有统计学意义,这也表明了运用小波分析这种新的时频分析技术在处理胃动力这种低频、微弱、频带叠加的生理信号具有很好的应用价值。本研究的信号处理方法学是确实可行的、结果是可靠的。

5.2 胃液体排空实验研究

胃排空是一种重要的胃功能指标,胃排空功能下降又可能是多种疾病的上消化道表现或者是疾病发生前生理功能衰退的表现。生理性胃排空是一个非常复杂的过程,容易受到多种因素(如神经调节、激素、进食量、酸碱度、食物的化学构成、食物的热值、情绪等)影响。固体和液体胃排空方式不相同。固体食物主要储存于胃底,与胃内分泌物混合并由胃窦的收缩将食物研碎。由于存在储存及研碎的过程,从而较非固体食物胃排空滞后,通常80%的液体通过幽门后固体食物才开始排空,并形成近乎直线的胃排空曲线。液体食物在胃内均匀分布,无营养的液体排空的决定因素是体积和重量,而有营养的液体排空主要受到其中所含营养成分受体的反馈调节。这样的调节可以保证营养成分以适当的速率排空至十二指肠。低热量的液体排空速度明显快于高热量的液体。因此,胃对液体的排空速率是非直线方式。

张庆等采用超声研究了功能性消化不良小儿胃排空,发现功能性消化不良患儿的排空延迟效应很明显。在饮用200~300 mL牛奶的情况下,患儿平均胃液体半排空时间为(37.46 ± 12.70)min,其中27例(50%)胃液体半排空时间延迟,平均时间(48.85 ± 10.24)min。小儿FD中确实存在胃排空障碍,年龄、性别、有无胃炎及幽门螺杆菌感染对胃排空时间是否延长无明显影响。超声检查是测量小儿胃排空的一种可行的方法。

徐冰等用不透X线标志物法检测胆汁反流性胃炎患者的胃排空障碍,探讨胃固体排空障碍在胆汁反流性胃炎(bile reflux gastritis, BRG)中的存在和作用。发现原发性胆汁反流性胃炎组存在明显的胃排空功能障碍,继发性胆汁反流性胃炎组无明显胃排空功能障碍。

吴波等超声同步检测正常人远端、近端胃排空运动,饮用矿泉水500 mL。测得胃底-胃体交界处胃液体排空迅速有序,胃半排空时间30.0 ± 4.0 min。还有人用超声法对健康儿童进行胃排空与胃运动检测。也有人进行了超声声学造影剂的研究,钡条法排空研究等。

在目前的检测方法中,闪烁扫描法是胃排空测量的金标准,但因使用核素或射线,不宜长时间、多次重复使用。超声方法能观察出胃排空或胃运动情况,用于消化过程的长时间检查,但在操作技术上难度较大。

阻抗方法研究胃排空的技术与金标法已经在本研究的前期研究中进行了初步验证,如图5.3,两种方法具有较好的一致性。本节实验采用本研究中的胃动力信息检测与评价方法和实验系统,测量胃功能正常学生志愿者的纯净水排空效果,测量半排空时间;为了检验阻抗技术的特色,还进行了不同电导率液体餐的胃排空对照实验。

5.2.1 实验设计

实验在上午9点左右进行,试餐为400 mL纯净水(电导率$\sigma \leq 0.2$ mS cm^{-1}),水温37 ℃,受试者为空腹8 h,安静,平静呼吸坐于有靠背和扶手的牢固木椅中。饮水前采集胃阻抗信号10 min,作为胃内的基础阻抗数据,饮水后采集胃阻抗信号时间大于30 min。

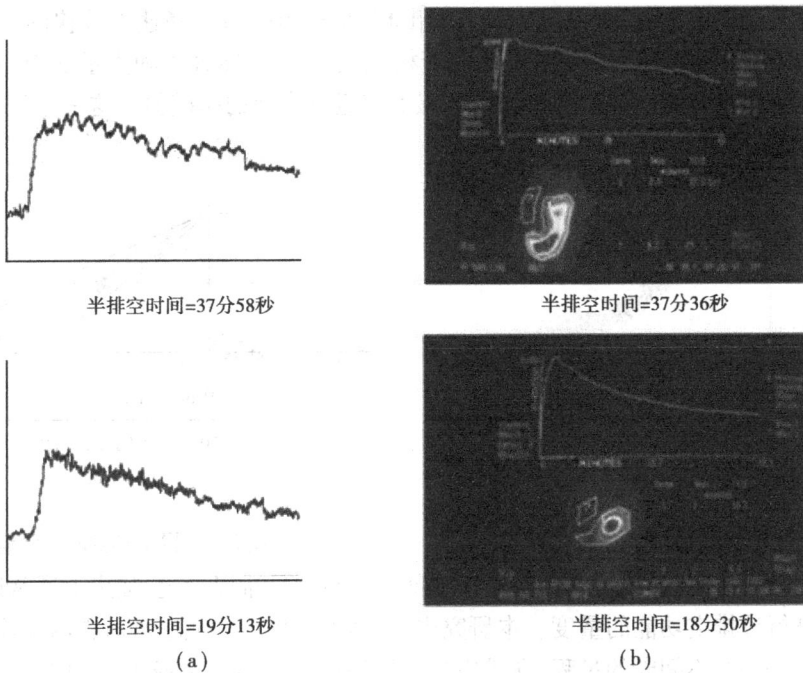

半排空时间=37分58秒　　　　半排空时间=37分36秒

半排空时间=19分13秒　　　　半排空时间=18分30秒

（a）　　　　　　　　（b）

图 5.3　阻抗法（a）与核素法（b）测试同一受试者胃排空曲线比较

实验于 2006 年 7 月至 2006 年 11 月在重庆邮电大学生物医学信息工程研究所实验室完成。实验志愿者为 24 例无器质性胃病，无功能性消化不良等症状，年龄 20 ~ 21 岁的青年学生。

胃排空是一个非常复杂的过程，容易受到多种因素影响，而且有些因素还会影响胃内电阻抗特性。为了探讨阻抗方法的有效性，作为胃排空研究的第一步，首先选用的是对胃内环境影响很小，排空时间较短的纯净水液体排空检测实验，以研究胃阻抗变化与胃容积的关系，获取阻抗排空曲线。

纯净水实验也称为水负荷实验，水负荷实验采用不含热量、不含电解离子的试餐，避免了由碳水化合物、脂肪和蛋白质诱发的胃泌素、胆囊收缩素或胰岛素释放及对胃产生的附加作用。水负荷实验也避免了伴随进食含热量食物对结肠神经肌肉活动的刺激。由于水负荷实验仅改变胃内容积，不引起胃的神经-体液调节和分泌活动，所测阻抗数据就反应胃的容积变化。其他电导率不同溶液由于没有含有热量，胃的分泌活动改变相对不大，但是由于试餐中含有导电离子，可能会刺激胃壁，引起反射性胃活动，离子的残留也会使胃区阻抗很难恢复至正常值，试餐后胃区阻抗会急剧变小。

5.2.2　半排空时间测量

图 5.4 为未经处理的原始阻抗胃排空曲线，图中的较高频毛刺状变化是频率为 2 ~ 4 cpm 的胃蠕动信息。把该信号展开，并应用小波变换等信号处理技术可以提取到清晰的，对应于胃蠕动节律的胃动力信息，可用于对胃蠕动功能的分析和评价。

由图 5.4 所示的结果可以看出，饮水前，受试者为空腹，胃内环境没有明显变化，其相应的阻抗信号为一段平直的较高频率的胃蠕动曲线（2 ~ 4 cpm）。饮水后胃内迅速充盈，阻抗急剧升高，阻抗值顶点对应于饮水完毕，胃充盈，其容积达到最大值，检测电极之间的电阻抗达到峰值的时刻。随后是排空过程,开始段为快速排出相,呈现出一条下降速度较快的直线,经过一段时间(大约 10 min)后,进入排空过程的慢变相,由于胃内液体容积和重量的减小,排空速度降低,呈现出阻抗排空曲线下降趋势的减缓,最后趋近饮水前的基础值。这一过程与非营养性液体的胃排空规律相吻合。

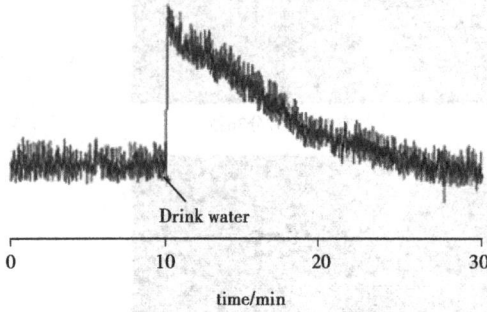

图 5.4　典型的纯水排空曲线

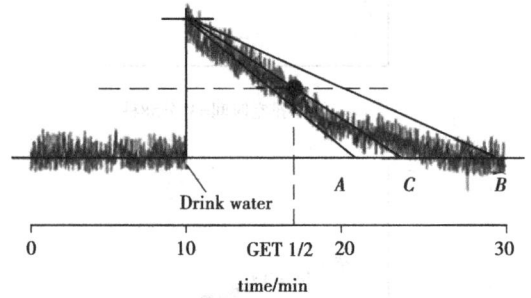

图 5.5　胃半排空时间测量

由于完整的胃排空时间较长,而且排空时间的终点往往难以确定,临床上通常以半排空时间(GET/2)进行胃排空功能的量度。本研究中,虽然电导率小的纯净水对胃内环境影响很小,但是胃液分泌是一个不间断的过程,在排空末期胃液的分泌会或多或少影响胃内液体的电导率,从而影响排空期末阻抗值的确定。因此定义阻抗从排空初值,即阻抗峰值,下降到该值与饮水前的基础阻抗值之差一半时的时间为半排空时间。测量方法如图 5.5 所示。以饮水后达到的阻抗峰值点为排空时间的起点,其半排空时间点由快速排出相切线 A 和排空终值切线 B 综合确定的直线 C 决定。

本研究 24 例健康学生实验样本的半排空时间均值是 8.78 min,方差为 1.76。

液体排空受胃底的收缩压控制,没有固体食物的研碎过程,故可快速通过胃,其排空曲线呈现单指数型。因此在液体排空中可以用一个简单的 $T_{1/2}$ 来描述。

经过本实验的排空曲线处理,拟合得到了一个指数函数。如下的指数函数可以表达胃的半排空规律:

$$y(t) = 100 * e^{-kt} \tag{5.1}$$

式(5.1)中 t 表示排空时间,$y(t)$ 是滞留胃中的液体百分数,k 是所拟合的曲线末端部分幂指数的斜率,以 min^{-1} 表示。式(5.1)与采用放射性核素测量胃排空所得的指数衰减曲线类似。

5.2.3　讨论

纯净水排空实验和获得的胃排空曲线表明,本研究的胃动力信息检测与评价方法和实验系统反映了水负荷实验的胃排空趋势。图 5.4 中,前 10 min 曲线表示受试者空腹 8 h 后胃无内容物时的基础胃阻抗;随着 400 mL 纯净水入胃,胃容积发生改变,增大,胃内阻抗升高。在后 20 min 时间里,400 mL 纯净水逐渐排空,胃容积逐渐缩小到原样,阻抗值也逐步趋近于饮水前的值。但需要注意的是饮水前的基础阻抗和排空水后的基础阻抗存在差异,原因可能是胃酸分泌使胃电导率发生了变化。另外,基于阻抗法的胃排空时间确定应该不等同于金标准,因为后者是计算钡条排空所需要的时间,而前者依据的是胃的体积在排空过程中恢复的时间,所以两者之间将存在差异。在后期的研究中,还将进行阻抗法和金标准法之间的比较,进一步获取阻抗法测量胃排空情况的生理解释。

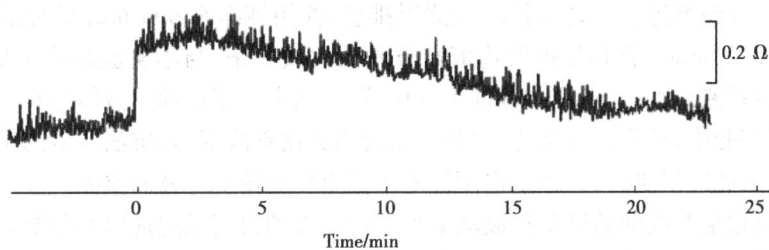

图 5.6　一受试者 400 mL 纯净水排空

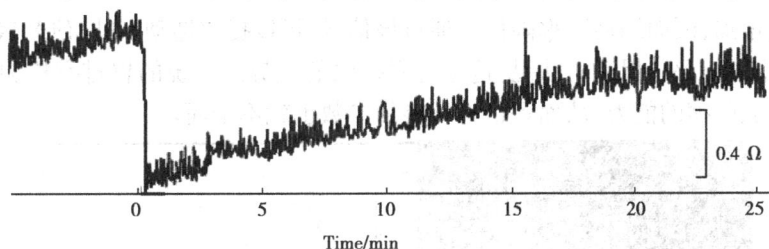

图 5.7　0.9% 盐水排空曲线

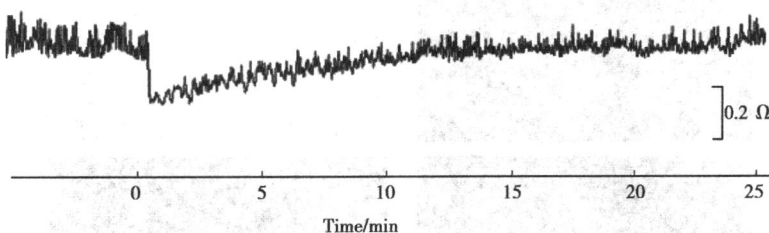

图 5.8　0.225% 盐水排空曲线

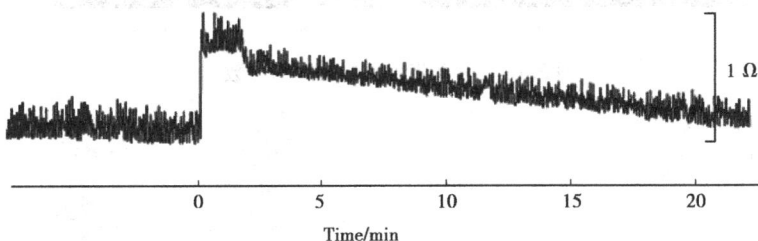

图 5.9　5% 葡萄糖溶液排空曲线

本课题还安排了葡萄糖和盐水的排空实验。5% 葡萄糖溶液电导率很低属于非导电溶液,饮用 400 mL 后表现出与饮用纯净水同样的排空规律(图 5.9),但由于其属于营养型液体,排空速度慢很多,限于实验例数不多没有进行半排空时间的测定和统计。选用盐溶液进行实验,分别选用了 0.9%,0.45%,0.025% 的食盐溶液,表现出饮用后基础阻抗下降,然后缓慢回升的规律,如图 5.7 和图 5.8。回升的过程就是液体排空的过程。不同浓度的盐溶液,饮用后阻抗下降的程度不同,浓度越大,电阻抗越小。但是由于盐溶液对胃体,胃壁的刺激较大,排空后

77

期对胃液的分泌影响也很大,因此基础阻抗在后期会出现一定的波动,规律不定。所以,如果采用阻抗法研究胃液体排空,就应该选用电导率很低、无刺激、无营养液体进行排空的检测。

文献采用二维超声进行胃窦面积法检测胃排空,饮用纯净水 600 mL,正常组 35 例,半排空时间(24.8 ± 5.2)min。就其数据的均值与方差的比较看来,与本实验具有可比性,但是由于选用的液体容积差异太大,半排空数据不好比较,在超声检测技术中液体体积采用了估算方法,排空后期容积变小,计算精度就差,但是如果胃内分泌不改变,阻抗法测量的结果就对应胃内容积的改变,因此效果更好,这也是选用纯净水作阻抗法排空研究的原因。

本研究还对排空曲线的基础阻抗波动数据进行了胃动力信息的提取和分析。该信息实际上是反映胃蠕动的胃动力信号。提取蠕动信息,并进行频谱和能谱分析。结果表明,饮水后胃的运动节律更加规律,频带单一,第二个波峰成分减弱。饮水后 3 ~ 4 min,由于胃容积的急剧扩充,收缩长度增加,因而蠕动频率降低。通过该信号,可以提取蠕动节律,研究胃蠕动信息在餐前餐后的改变从而评价胃动力状况,这也是阻抗法的优势。传统的胃排空检测技术不具有实时研究胃蠕动、收缩的能力,从而评价胃功能的参数也就不全面。

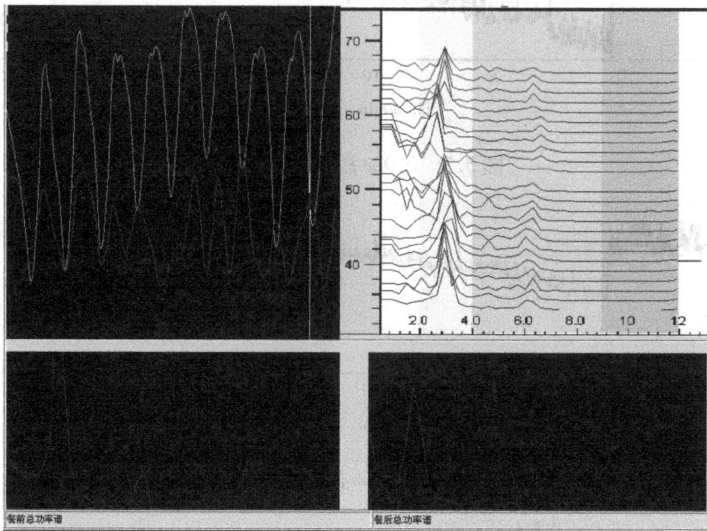

图 5.10　水负荷实验前后图谱参数

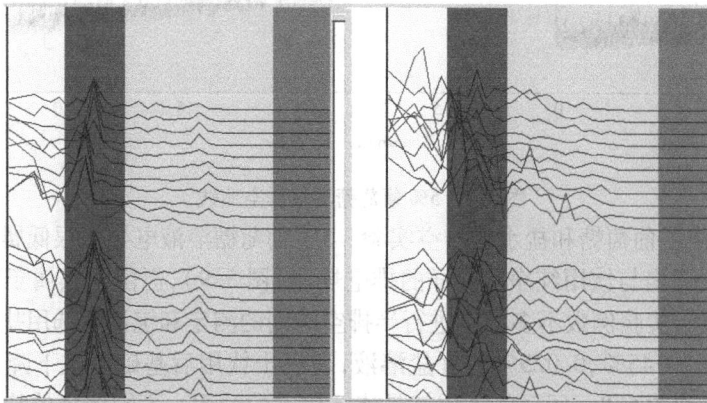

图 5.11　阻抗动态谱(左)与胃电动态谱(右)的比较图

图 5.11 的结果表明,EGG 的谱线与阻抗信号的谱线完全不同,胃电比较凌乱。说明胃电与阻抗并非一一对应的关系。在胃的水负荷实验中,由于饮水的刺激,胃电的节律会反射性的增加,来驱动胃的运动,而胃运动由于容积增加反而会变慢,这与生理状态是相适应的。

5.3　药物实验研究

本研究安排了一些临床上对胃功能作用比较肯定的药物进行实验,以进一步验证本研究中胃动力信息检测与评价方法和专用实验系统的有效性和可靠性,研究药效影响及其临床应用价值。

实验选择临床药效明确的威地美-铝碳酸镁片(中和胃酸)和吗丁啉(促进胃动力)以观察其对胃动力各相关参数的影响。威地美-铝碳酸镁片药物实验 12 例,吗丁啉药物实验 11 例。实验对象仍为健康学生或教师,年龄 20～33 岁。实验时间为早上空腹和下午 3 点,服药前采集约 20 min 的数据作为对照,服药后再继续采集数据约 20 min 以上。

威地美-铝碳酸镁片和吗丁啉对胃动力影响实验的实验结果分别如图 5.12 和图 5.13 所示。

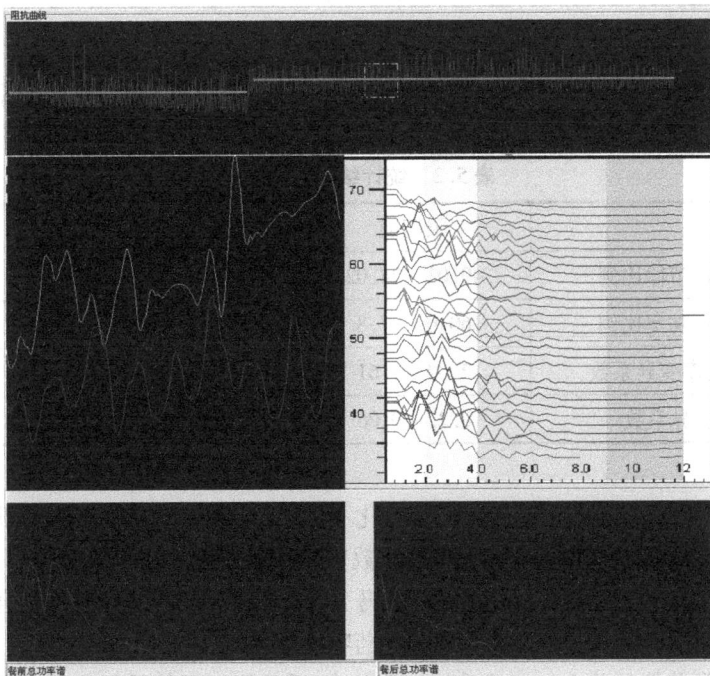

图 5.12　威地美片对胃动力影响结果

图 5.12 的实验结果显示,在服用威地美-铝碳酸镁片后,表征胃内胃酸水平的胃基础阻抗值明显升高(图中上部绿线所示);而表征胃动力状况的阻抗胃动力频谱并没有规律性变化。

图 5.13 吗丁啉药物实验结果中,表明胃内酸碱环境的基础阻抗值变化不大,而表征胃动力的频谱图在服药后明显地规律化。

图 5.12 中,胃基础阻抗值在服药后明显升高,而表征胃动力状况的阻抗胃动力频谱并没

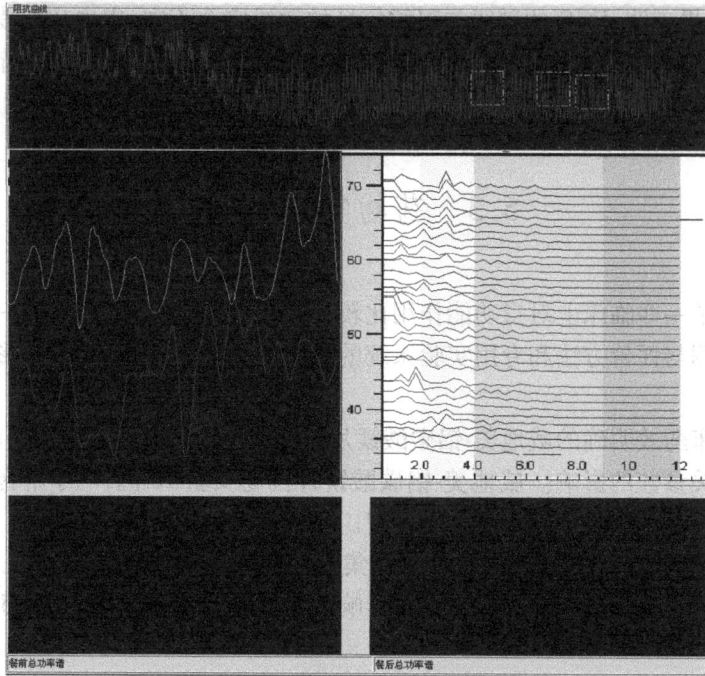

图 5.13　吗丁啉对胃动力影响结果

有规律性变化(表 5.2 的统计结果没有表现出统计性差异),提示威地美-铝碳酸镁片的作用在于中和胃酸,它仅影响胃内酸碱环境,对胃动力没有影响。

表 5.2　统计结果-威地美

	服药前	服药后	p 值
2~4 cpm 节律比例	49.01 ±24.02	44.41 ±29.22	0.42
2~4 cpm 功率比例	60.02 ±7.8	56.36 ±5.9	0.07
主频下功率变异系数	2.02 ±0.61	1.94 ±0.83	0.68
主频变异系数	0.22 ±0.06	0.21 ±0.08	0.81

图 5.13 的结果表明服药后基础阻抗值变化不大,而表征胃动力的频谱图明显地趋向规律化(表 5.3 的统计结果中的主频下功率变异系数表现出了 $p<0.05$ 的趋势,信号主频变化越来越小,信号显著性地变得规律了)。该结果与吗丁啉促进胃动力的功效相吻合。因为采集信号长度有限,不然还可以观察到信号后期因为药物的持续药效而更加规律。

胃蠕动的正常节律约为 3 cpm 左右,由于心动、呼吸等生理信号以及受检者体位变化等的干扰,由体表电极采集到的胃动力阻抗信号往往是多种信号的混合。其中呼吸信号的频率约为 12 次/min,与胃蠕动信号接近,同属于超低频范围,且其幅度还可能远大于胃阻抗信号,信号分离与处理难度较大。采用硬件滤波将十分困难,而且容易受到冲击干扰,信号将变得不稳定,其相位和延迟等也都会被放大。所以本文的胃动力测量系统没有设计在硬件电路中对低频信号进行滤波和信号提取等处理,而是在上位机中,由专用软件采用小波多分辨率分析技术完成,获得了很好的效果。利用高位全信号采集和小波滤波的恰当结合获取阻抗胃动力信号和同步胃电,是研究胃蠕动和胃收缩机理的一种有效途径,也是本研究方法的又一特色。

表 5.3 统计结果-吗丁啉

	服药前	服药后	p 值
2~4 cpm 节律比例	37 ± 18	41 ± 20	0.53
2~4 cpm 功率比例	53.9 ± 4.4	54.1 ± 3.3	0.08
主频下功率变异系数	2.48 ± 0.71	2.02 ± 0.86	0.04
主频变异系数	0.26 ± 0.07	0.23 ± 0.08	0.15

5.4 胃肠功能紊乱实验研究

功能性消化不良(functional dyspepsia,FD)是指具有慢性或反复上腹部症状而胃镜检查无器质性病变,且病因和发病机制尚未完全阐明的一种临床病症。FD 是一种由腹痛、腹胀、早饱、嗳气、恶心等一系列上消化道症状组成的异质性综合征。很难找到其确切的病因,因此临床治疗也颇为困难。胃动力障碍被认为是 FD 的主要病理、生理过程。FD 患者有胃排空减慢,表现为固体、液体或固液混合餐的排空延迟,FD 患者可能还同时存在其他形式的胃动力障碍。目前的研究表明:胃肠运动功能障碍是 FD 发病的重要机制。因此对胃动力的研究就可以评价功能性消化不良患者的胃功能,对患者的治疗和预后作出客观的评价。

胃蠕动和胃排空是有关胃电活动刺激和传导,以及机械收缩的复杂过程。它从平滑肌的肌电开始直到胃体和幽门。在胃的活动期,例如收缩,蠕动,胃的形状和体积都有很大的变化,因此胃阻抗也有较大的变化,这一规律与胃的运动是一致的。胃是比较容易提取阻抗信号的器官。为了研究这一复杂的胃电过程和胃机械活动的机理,包括胃的节律、传导性、胃排空过程以及影响它们的因素,提取胃动力系统生物电和运动机理方面的信息是十分必要的。本研究提出采用无创生物阻抗和同步胃电测量相结合的技术研究胃动力,并进行了该方法和检测系统稳定性、可靠性的研究。

本实验主要针对已确诊为胃功能紊乱的病人进行在治疗用药前、后的胃动力检测比较研究,且对其胃动力功能进行了初步的评价。

5.4.1 实验设计

本实验受试者为重庆医科大学第一附属医院的功能性消化不良病人。入选方法为:参与研究的临床副主任医师根据病人不同情况经 X 线、内镜检查、胃液分析与粪便化验等手段,必要时进行超声、CT 等检查以排除肝、胆、胰、包括胃等腹腔脏器病变。胃肠道 X 线检查,显示整个胃肠道的运动加速。主述有上腹饱胀,打嗝,反酸等症状。年龄 33 ± 8 岁。受试者共计 15 例。

实验测试时,受试者安静地坐在有靠背的椅子上。中午 12 点食用统一标准餐(标准餐为 200 mL 牛奶和 100 g 面包,分别含 1 300 kJ 和 2 850 kJ 的能量),午后 3 时开始数据采集,采集时间 30 min。经过设计的治疗方案治疗一周后,进行与第一次实验标准同样方法的信号采集实验。

数据处理:数据采用自身配对 T 检验。p 值小于 0.05 为显著性判据。

5.4.2 结果

表 5.4 所示为 15 例功能性消化不良病人治疗一周前、后胃电参数统计表。柯美云教授 2001 年制订了胃电图检测和评判标准中,主要采用了节律比,主功率,变异系数等指标。本实验选用的病人属于功能性消化不良患者,其参数都低于该标准的指标。表 5.4 中列出的参数主要包括功率指标和表征信号变化的变异系数。经一周治疗后,患者的主频功率所占比例由 49.77% 提高到 56.50%,且表现出一致性。频率和功率变异系数都变小,表明稳定性增加。

表 5.4　15 例功能性消化不良病人治疗前、后胃电参数统计表

	0~2 频段功率百分比	2~4 频段功率百分比	4 以上频段功率百分比	频率变异系数	功率变异系数
治疗前	24.73 ± 2.66	49.77 ± 5.09	25.48 ± 2.52	2.10 ± 0.48	0.23 ± 0.03
治疗后	21.55 ± 3.19	56.50 ± 6.32	21.92 ± 3.13	1.47 ± 0.22	0.12 ± 0.02
p 值	0.037	0.033	0.030	0.017	0.023

胃电的功率变异系数和频率变异系数都显著性改善,本系统引入的功率变异系数和频率变异系数,实质上是指信号的频率稳定性以及胃电在每分钟时刻其支配频率的稳定程度。实验结果表明,经过医生一周的用药治疗,这些胃动力障碍病人的电节律得到有效恢复。胃动力障碍所引起的功能性消化不良由一系列复杂的神经-体液调节机制所影响,医生采用调节胃肠动力等药物综合治疗,从神经-体液机制上改善了胃肠电信号的动力机制。

表 5.5 表明,治疗前、后的胃蠕动参数没有表现出显著性差异,提示胃的机械收缩机制并没有得到明显的恢复。与此同时,病人也口述,反映其胃动力障碍的胃胀、反酸等主观症状和感觉并没有明显改善。

表 5.5　15 例功能性消化不良病人治疗前后胃动力参数统计表

	0~2 频段功率百分比	2~4 频段功率百分比	4 以上频段功率百分比	频率变异系数	功率变异系数
治疗前	31.95 ± 2.99	53.38 ± 1.99	14.65 ± 1.97	2.10 ± 0.48	0.23 ± 0.03
治疗后	32.75 ± 2.97	52.24 ± 2.64	15.00 ± 0.85	1.97 ± 0.72	0.22 ± 0.07
p 值	0.31	0.18	0.33	0.33	0.35

综合表 5.4 和表 5.5 的结果,可以认为,受试患者在经一周的治疗后,表征其胃电活动的胃电有所改善,但是由于其电刺激还没有较好地耦合到胃的机械运动上来,其胃的收缩、蠕动状况还没有明显改善,病人仍需要继续服药治疗。

图 5.14 是一受试者在一周治疗前、后的胃动力动态谱。图中每条谱线时间间隔为 1 min,纵坐标为阻抗幅值(Ω)的傅立叶变换功率谱。胃蠕动信号不管是治疗前还是治疗后都比较紊乱,表明病人的胃运动还没有回归到正常节律;图 5.15 是一受试者治疗前、后的胃电动态谱,

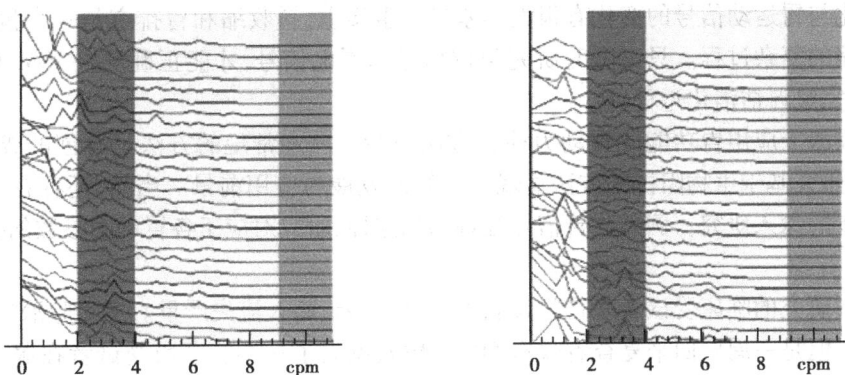

图 5.14 受试者治疗一周后胃动力动态谱(左:治疗前;右:治疗后)

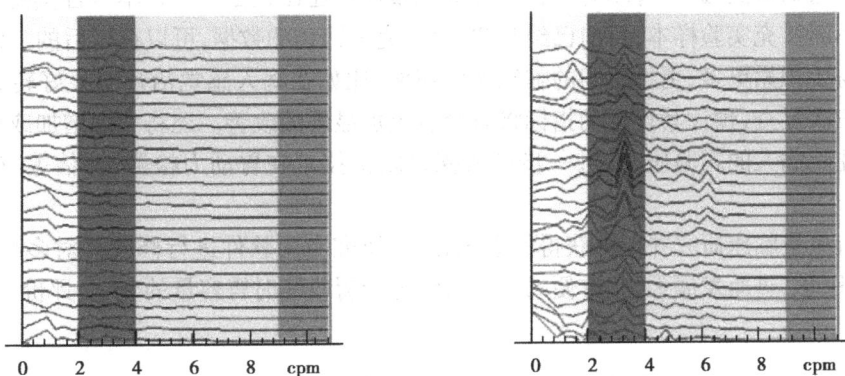

图 5.15 同一受试者的胃电信号动态谱图(左:治疗前;右:治疗后)

纵坐标为电压(mV)。治疗前胃电信号微弱而且节律紊乱,经一周治疗后其胃电规律性恢复,主要节律集中在 3.4 cpm 左右,表明该病人的胃电活动已回归到正常节律。

本实验还提供了阻抗胃运动信号和同步胃电信号的相关系数,以探讨胃电和胃机械运动的耦合关系,探索表达胃活动的电-机耦合关系的方法。结果表明,经过一周治疗后,两种信号的整体相关性有所提高,但是这种的相关性的变化规律还有待继续地深入研究。特别是要结合电活动和机械收缩的解剖与生理、病理关系,通过变化电极位置以及多通道信号检测进行深化研究。

本节实验结果提示,胃电受到神经系统调控机制,对于药物的影响更加敏感,可以作为复杂机制中的一种指标,可判别胃动力受到药物调节是否有所改善,但是还不足以评价胃动力功能。在一周治疗后,病人主观症状并没有明显解除,只有部分阻抗胃动力指标的改善表现了统计显著性,表明了胃动力的电活动变化还没有及时耦合到机械收缩过程中。提示胃动力指标的确提供了直观反应胃运动的信息,与病人胃动力状况及康复状态相对应。从而也说明阻抗胃动力与同步胃电的结合有利于全面、科学地评价胃动力和胃功能。再一次证实了本研究胃动力检测与评价方法和检测系统的合理性和有效性。

5.4.3 讨论

虽然阻抗胃动力和同步胃电信号在时域和频域具有某些相似的特征,然而胃电不能代替胃动力。特别是在病理情况下,胃电与阻抗信号差异较大。如本节实验结果表明,在用药一周后胃电变化与胃运动信号的变化有很大的差异。事实上,胃收缩和胃排空是一个包括电活动和机械收缩的复杂过程。只有同时研究阻抗信号和胃电信号,才能正确反映 IGM 和 EGG 之间的关系,完整评估消化过程。

目前临床上应用胃功能或胃动力检查方法较少。一些常规的方法是有创的或者使用不便,因此本研究基于生物阻抗的方法显现出很好的发展与应用前景。当然,还存在一些缺陷,需要进一步的深入研究。例如改善信号处理的稳定性,研究对应于各胃动力参数的生理、病理解释等。

由于本研究的临床受试者来自门诊病人,随访性差,病人流失严重。本实验治疗前实验共有 30 余例,但是一周后回来复查者仅有 50%,病人流失了一半。多数受试者在服药后,其临床症状有所改善,即不再回来,因此本实验内容的统计意义还需要进一步探讨。要对门诊病人长期跟踪和随访检测,进行胃动力改善状况的完整评价还比较困难。在本报告截稿的过程中,我们还在不断扩充实验样本,目前已经有 30 余例完整回访的数据,可以在以后的工作中发布。

今后需要积累更多、更长时间的临床实验病例,比如在病人感觉治疗明显好转或成功后,再进行第三次复查,预计其胃运动指标将会有更加显著的改善。还将考虑增加或更换病种,进行部分住院病人的实验研究,进一步深入探讨阻抗技术在胃动力检测、评估等应用中的有效性。

要进行大量临床研究并根据获得的数据,对本研究专用软件进行修改并对多种胃病进行研究,服务医学,进而发展无创、方便的方法持续记录胃收缩时胃容量的变化,评价胃动力。

5.5　糜烂性胃炎胃动力研究

慢性糜烂性胃炎(CEG)是常见的消化系统疾病,其病因及发病机制目前尚未完全阐明。可能的致病因素包括幽门螺杆菌(Hp)感染、非甾体类抗炎药(NSAIDs)、自身免疫紊乱等。这些因素导致针对胃黏膜的攻击因子增强,而保护因子减弱,进而形成慢性黏膜炎症。胃部疾病的发生、发展与胃动力功能有密切关系。

为了找出糜烂性胃炎对胃动力的具体影响,本著作选用本研究中心设计的胃动力信息检测与评价系统,与重庆医科大学第一附属医院消化内科开展预试验研究,进行了确诊为糜烂性胃炎的病人在用药治疗前后的胃动力检测,并进行了统计分析和比较,并依此对糜烂性胃炎患者的胃动力功能也进行了初步的评价和讨论。

5.5.1　实验设计

研究对象为糜烂性胃炎患者。入选条件:根据消化内科临床医师诊断意见。采用胃镜检查,受检表现为胃粘膜出现多个疣状、膨大皱襞状或丘疹样隆起,直径 5～10 mm,顶端可见黏膜缺损或脐样凹陷,中心有糜烂,隆起周围多无红晕,但常伴有大小相仿的红斑,入选病变于胃窦部。受试者共计 30 例,年龄 33 ±8 岁。

测试时,系统电极分成两组,一组是激励电极,放在身体上腹部的表面,另一组是采样电极放在激励电极之间。受试者中午 12 点食用统一标准餐(标准餐为 200 mL 牛奶和 100 g 面包,分别含 1 300 kJ 和 2 850 kJ 的能量)。午后 3 时开始数据采集,采集时间 30 min。数据采集期间要求被试保持安静,姿态保持不变,尽量避免运动伪迹。经过一周治疗后,进行与第一次标准相同的信号采集实验。

5.5.2 试验结果

阻抗胃运动检测法可以获取胃运动信号,该信号的幅度与胃内容物、电极放置位置、灌注电流的强度及稳定性都有关系。在胃动力参数提取中,我们一般不研究信号的幅度,体现胃动力的关键参数主要来自于信号的节律分析。胃运动是一种频率低、规律性较差的复杂运动。正常节律在 2 ~ 4 cpm,该频段所占比例表明了胃运动正常节律情况:正常节律的功率百分比表明胃运动在正常运动节律下输出功率的统计比例,也可表明胃正常运动能力。后文的参数统计分析,选用了本中心开发的胃动力检测和评价系统中部分表示胃运动状态的参数作统计分析。通过实验结果看来,本样本 30 例,其胃动力参数表现出明显的紊乱趋势,其中反应胃动力节律的频率百分比,功率百分比,反应胃运动稳定性的变异系数都具有显著性差异。

从表 5.6 中可以看出:糜烂性胃炎患者胃动力参数与正常人群具有显著性差异。其中正常运动节律百分比显著性降低,表明胃运动能力减弱;变异系数显著性增大,表明糜烂性胃炎患者的胃蠕动更加紊乱,其正常节律需要恢复到控制组的胃运动功能参数数值。从表 5.7 的统计数据分析来看,治疗后的非正常胃电节律(0 ~ 2 cpm,和大于 4 cpm)的功率有下降的趋势,正常频段功率增加 2.8%,但不具有统计学上的显著性。功率和频率变异系数降低,表明治疗后胃电的规律性趋于稳定,胃的电节律从稳定的角度上得到改善,并具有统计意义。从这一点出发,也可以看出变异系数的敏感度要高于其他参数。采用该参数能更好评价胃的电活动稳定性。胃电的临床参数目前已经制订了标准草案,并由中国协和医科大学柯美云教授发布。

表 5.6 糜烂性胃炎病人与正常人群的胃动力参数统计表

	2 ~ 4 频率百分比	2 ~ 4 频段功率百分比	频率变异系数	功率变异系数
C 对照组	0.704 ± 0.255	0.592 ± 0.044	0.182 ± 0.059	1.567 ± 0.481
S 实验组	0.361 ± 0.218	0.446 ± 0.048	0.239 ± 0.046	2.233 ± 0.548
p 值	<0.05	<0.05	<0.05	<0.05

表 5.7 30 例糜烂性胃炎病人治疗前后胃电参数统计表

	0 ~ 2 频段功率百分比	2 ~ 4 频段功率百分比	4 以上频段功率百分比	频率变异系数	功率变异系数
治疗前	0.240 ± 0.056	0.515 ± 0.111	0.244 ± 0.055	2.233 ± 0.432	0.336 ± 0.032
治疗后	0.227 ± 0.034	0.543 ± 0.067	0.231 ± 0.033	1.772 ± 0.194	0.225 ± 0.024
p 值	>0.5	>0.5	>0.5	<0.05	<0.05

对照组数据为我校健康、无胃动力系统疾病的青年学生群体(样本 60 例,实验条件等同本文试验)的胃运动测试统计数据。

　　从表5.8的胃动力统计数据分析,治疗前后的各频段的功率比值基本保持不变。变异系数有减小的趋势,但并不显著。通过实验来看,胃电受到神经体液调控更加敏感。用药后很快恢复规律性。因为短短的一周复查时间,病人主观症状并没有全面解除,因此作为复杂机制中的一种单一指标判别胃动力受到药物调节的改善状况还是可以的。但是评价胃动力功能却有不合理之处:胃运动指标在一周治疗前后变化敏感性稍差,只有部分指标表现出了统计显著性,其反应过程与病人的主观胃动力感受是吻合的。在短时间的治疗过程中,胃动力的电学恢复机制并没有及时耦合到机械收缩过程中。胃动力指标的变化与病人病情以及康复状态对应,而且的确反应的是胃的直观运动信息。综合这两种技术更便于全面、科学评价胃动力以及胃功能。

表5.8　30例糜烂性胃炎病人治疗前后胃动力参数统计表

	0～2 频段功率百分比	2～4 频段功率百分比	4 以上频段功率百分比	频率变异系数	功率变异系数
治疗前	0.275 ± 0.024	0.446 ± 0.048	0.279 ± 0.024	0.238 ± 0.046	2.233 ± 0.548
治疗后	0.274 ± 0.022	0.449 ± 0.044	0.278 ± 0.022	0.214 ± 0.055	1.910 ± 0.653
p 值	>0.5	>0.5	>0.5	>0.5	>0.5

　　本系统也提供了胃运动信号和同步胃电信号的相关系数来探讨胃电和胃机械运动的耦合关系,希望找到一种表达胃活动的电—机耦合关系的方法。总体看来经过治疗一周后,两种信号的相关系数有所提高,但是具体统计规律还需继续寻找。特别是电刺激和机械收缩发生的解剖关系还需要配合电极设置以及多通道信号提取来深入考察。

5.5.3　讨论

　　本研究中心开发的系统还可以提供时域测量、总功率等其他多种参数,对这些参数本文没有太多统计和论述。在时域和频域,阻抗信号和同步胃电信号具有相似的特征。然而,同步胃电信号不能代替胃动力信号,特别是在病理状况下,胃电信号与阻抗信号相符,从实验看出胃电信号在用药一周后与胃运动信号有很大的区别。事实上,只有同时研究阻抗信号和胃电信号。胃收缩和胃排空是一个与电和机械现象相关的复杂过程。我们还需探索阻抗信号和胃电信号之间的关系,综合评估消化的整个过程,例如胃电,胃收缩,胃蠕动和胃排空,这样胃动力的有效估计才可能构建完成。

　　临床上,检查胃功能的方法很少,一些常规的方法有创或者不便使用。因此本文发展的体表非侵入式的方法显现出很好的前景。但是,该方法还存在一些缺陷,例如信号处理的稳定性,生理解释等还需要进一步深入研究。

　　由于病人随访的局限性,病人会流失。流失病人会影响医学统计准确性。因为长期检测门诊病人胃动力改善状况比较困难。在本实验设计采用了病人再次到医院购买药物、复查疗效的间隔一周的时间得到了病人2次测量胃动力实验的机会。我们还要增加更多实验机会,比如在病人彻底感觉治疗成功后,再进行第三次复查,估计胃运动指标将有更加显著的改善。下一步我们将考虑更换病种、细分病种亚型,充实实验量,进行住院病人的实验研究,探讨阻抗技术在胃动力检测、评估等应用中的有效性。同时还要根据临床获得的数据,对软件进行修改,使参数敏感性更高。要使本研究尽快推入实际应用,服务医学,进而发展无创、方便的方法持续记录胃收缩时胃容量的变化,评价胃动力。

5.6　胃动力电-机耦合机制探讨

胃肠疾病是常见病,多发病,其发生率超过总人口的 10% ~ 12% 。它危害人民健康,严重影响了人们的工作、学习和生活质量。在中国,胃肠病例中有 50% 与胃动力异常相关,已受到国内外消化学科医生的特别关注和重视。

胃的生理活动可理解为一个复杂的"电-机"活动过程。因此胃动力异常可以理解为电-机紊乱和收缩/松弛障碍。本专著将阻抗方法和胃电图测量结合,采用自主研制的胃动力检测装置进行消化期人体胃动力信息采集实验,获得胃电活动(Gastric Electrical Activities,GEA)和胃收缩的信息,进行了三维功率谱计算和相关性分析,研究了人体胃动力的电-机耦合关系。

5.6.1　胃动力电-机耦合的生理基础

胃被认为是一个电收缩搅拌腔,有许多情况与心脏电生理学相似,但胃电只反映胃的电活动频率,包括正常的神经肌肉活动,也包括与恶心和胃排空延迟相关的胃电节律紊乱。胃电图是检测胃平滑肌细胞的慢波电位。胃运动生理学认为,慢波电位的变化不会直接引起胃肌收缩,只有当叠加了一动作电位时才会引起胃肌收缩,收缩的强度和频率与动作电位的大小和数量成正比。而慢波电位只是决定了胃蠕动的速度、方向和节律。胃收缩与胃慢波的关系如图 6.1(胃蠕动模式)所示。大量研究证明,在胃的蠕动性收缩中,肌电电流流经所累及的肌肉。这些电流能触发胃的收缩,但并不一定伴随收缩。体表记录的 EGG 反映胃部不同区域肌电活动的总和,可用于胃收缩的节律性研究,但是它不直接对应于胃的运动,与胃收缩或运动状态的关联性不强。所以胃电图无法直接反映胃运动过程。

因此体表胃电检测无创、方便,可以直接用于评价与胃节律有关的疾病,但体表胃电的产生并不是完全对应于胃的活动,如果只采用体表胃电作为评价依据,那在胃蠕动和胃排空等机械活动过程中,对由机械活动失常所引起的胃动力紊乱就不能做出准确判断。

5.6.2　胃动力电-机耦合实验及结果分析

本文采用重庆邮电大学生物医学工程研究中心开发的四通道胃动力阻抗信号测试系统,信号采样率为 5 Hz。实验自愿者为一无胃病史的青年学生,受试者安静坐在有靠背的椅子上。中午 12 点食用试验餐(200 mL 牛奶和 100 g 面包,分别含 1 300 kJ 和 2 850 kJ 的能量),午后 3 时开始数据采集,采集时间 30 min。

图 5.16 中(a)所示为一段时长为 200 s 的原始胃动力阻抗数据的时域波形,从图中可以看出,胃动力阻抗信号淹没在强的呼吸和心动等干扰下。图 5.16 中(b)和(c)分别为经小波分解重构后获得的胃动力阻抗信号和同步 EGG,从图中可以看出,经小波处理后获得了光滑的胃动力阻抗信号和同步 EGG,滤除了呼吸伪迹和心动阻抗等高频干扰成分,提取到了收缩频率约为 3 次/min 胃蠕动阻抗信号,结果表明小波变换能有效地提取到反映胃蠕动特征的阻抗信号。

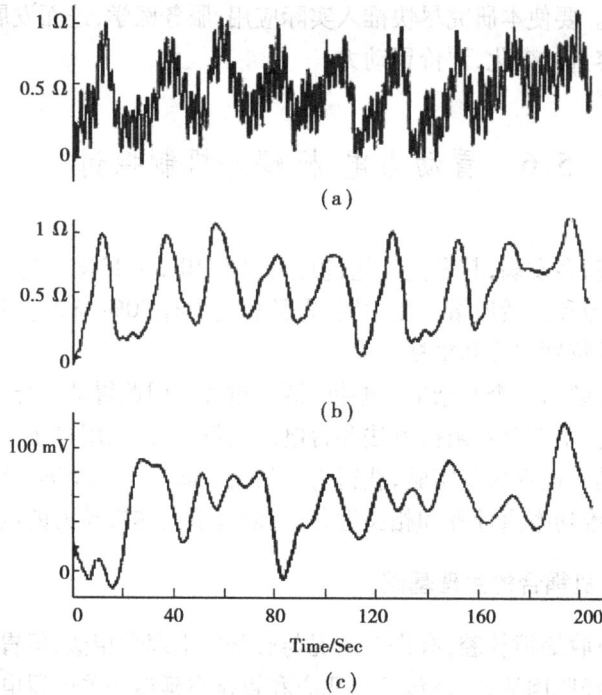

图 5.16 胃动力阻抗信号和同步 EGG

EGG 反映了胃的电活动,阻抗信号反映了胃的机械活动。比较研究胃动力阻抗信号与同步 EGG,可以研究胃的电活动和机械活动之间的关系。从图 5.16 中(b)和(c)可以看出,胃动力阻抗信号与同步 EGG 信号具有很好的相关性,特别是在 80 ~ 200 s 的时间段,胃动力阻抗信号与同步 EGG 非常地相似,在 0 ~ 40 s 的时间段,出现了 EGG 波峰,但并未出现与之对应的胃蠕动收缩波形。

5.6.3 讨论

胃的运动和排空是一个复杂的电活动-机械收缩和传导的过程。胃动力学研究和临床一直缺乏方便、有效的检测和评价手段,缺乏可完整了解胃运动的方法以作为诊断常规。

本著作从电-机复合系统的高度认识胃的电活动、机械收缩与胃排空等环节的联系、变化和因果关系,创新性地将无创生物阻抗技术与同步胃电检测结合,采用小波多分辨率分析、频谱、能谱等现代信号处理技术,通过消化过程中胃电、胃的形态、容积及内容物组成情况的电-机特性变化提取整个电-机过程的胃动力学参数,实现了对复杂胃动力电-机活动节律性、传导性和排空效果的有效检测与综合评价。

本著作建立了一种全新的、无损伤胃动力学信息检测与评价方法;研制了本方法专用实验检测装置和胃动力学评价软件系统;进行了液体胃排空测量、餐前、餐后以及不同时段胃运动状况评价等胃动力学人体基础实验验证;进行了药物对胃动力影响实验和消化不良患者治疗效果评价等初步临床应用研究;表明了本研究方法和实验装置系统的正确性和有效性。作为一种全新的、有效的无损伤胃动力学信息提取与评价方法,显示了其诱人的临床应用前景,已受到临床医生的欢迎。

本著作的研究成果具有自主知识产权,为原创性胃动力信息检测与评价方法学研究。

第 **6** 章
胃动力阻抗信息空间传导机制研究

鉴于胃动力是一个复杂的电活动-机械收缩和空间传导过程,本文在综合分析、研究了国内外胃动力学检测方法现状与发展动态的基础上,提出基于电-机复合系统的角度,重新认识胃的电活动,胃收缩与胃排空等环节的联系、变化和因果关系,应综合提取电起搏-引导-收缩-传导-控制-效果,即整个电-机复合过程中胃动力学信息;分析其变化规律,并将其与胃肠生理和病理联系,以建立全面、准确、有效的胃动力学检查和评价方法。胃电表征胃的电信号起博和传递可以通过体表电极提取,表征胃机械运动的信号可以通过提取胃阻抗变化来获得。胃是人体内比较容易提取阻抗信息的器官之一,在胃的活动期,如胃排空或胃收缩、蠕动时,由于胃的形态、容积及其内容物组成情况的改变较大,其电特性变化非常明显,变化规律与胃动力学状况相对应,且相关性强。采用生物阻抗方法可以实现无创、高灵敏、准确地提取与胃动力学状况相对应的电特性及其变化信息。

本著作前期研究是基于生物阻抗技术的单道胃阻抗检测法,采用小波多分辨率分析方法完成信号处理,获得了胃阻抗以及同步胃电信号,从电-机耦合机制研究了胃运动,建立了立足体表的生物阻抗胃运动信息检测及分析评价方法。鉴于胃部不同区域的胃运动空间特性,单道检测方法无法反映胃运动的空间特性。随着研究的深入,本文提出了采用多通道检测方法,研究胃运动阻抗信号在胃运动的空间特性及空间传播机制。胃运动是一个电起搏-引导-收缩-空间传导的过程,本专著采用多通道的方法检测胃动力信息,研究胃运动的空间传导机制,建立一种多通道的胃动力评价方法。为此,开发了四通道的胃动力信息检测系统,进行了健康人体胃蠕动和胃排空实验,通过实验探讨阻抗技术和小波变换方法及独立分量方法在胃动力学检测和功能评价方面的应用价值,研究了体表胃阻抗信号的正向和逆向传导关系。

6.1 空间胃运动生理过程

食物在胃内的消化主要是机械性消化,胃内的机械性消化是通过胃运动来实现的。进食后胃的运动明显增强。经过胃内的机械性消化,将食物进行研磨,同时与胃液充分混合,形成半流质的食糜。食糜经过胃的排空进入十二指肠。归纳起来说,胃运动完成以下 3 个方面的功能:①容纳进食时摄入的大量食物;②对摄入的食物进行机械消化;③以适当的速度向十二指肠排出食糜。如图 6.1 所示为胃蠕动模式。

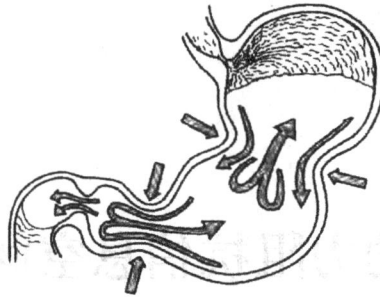

图 6.1　胃蠕动模式

6.2　空间胃动力信息采集系统设计

多通道胃阻抗信息采集系统包括两部分:胃动力信息采集硬件系统和软件系统两部分。硬件系统主要完成胃阻抗信号的采集功能,软件部分主要完成对采集的胃动力信号进行分析处理及波形显示功能。

6.2.1　胃动力阻抗信息采集硬件系统设计

本系统采用基于数据采集系统芯片 AdμC812 作为该信息采集系统的主控芯片,实现人体胃运动阻抗信号的连续采集功能。如图 6.2 所示为本文开发的四通道阻抗胃动力信息采集硬件系统原理框图,如图 6.3 所示为四通道阻抗胃动力信息采集系统实物图。系统主要由集成了 AD 采样电路的 AdμC812 数据采集单元、激励源、电极传感器、放大滤波电路、解调电路、电源隔离电路以及定标电路,对组织所产生的微弱电压信号进行放大、采集,获取人体胃部的阻抗信息,并通过串口通信接口电路把采集的胃阻抗信息送入 PC 机,利用 PC 机的强大数据处理能力,完成图形显示和胃动力各参数的处理分析。

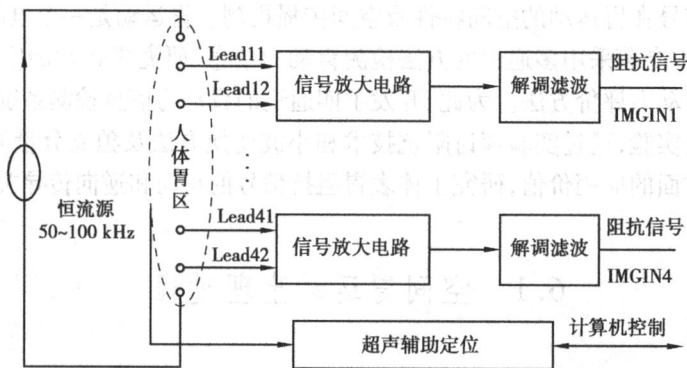

图 6.2　四通道阻抗胃动力信息采集硬件系统框图

我们研究发现,胃下垂病人以及某些正常人的胃空间结构都存在较大差异,在体表投影的胃运动电阻抗信号也会存在差异,测量的信号就不易进行横向比较和标定。因此要排除因为不同受试者胃空间结构差异而产生的体表信号投影误差,电极系统就需要尽可能放置在受试者胃的垂直体表投影区。为解决此问题,本文设计的检测系统中添加了基于 B 型超声扫描辅助定位的体表信号检测电极系统设计。引入的超声辅助定位模块可以获得胃空间轮廓的体表投影,因此就可以有针对性地设计电极系统,从而有利于进行信号的标准化比较。

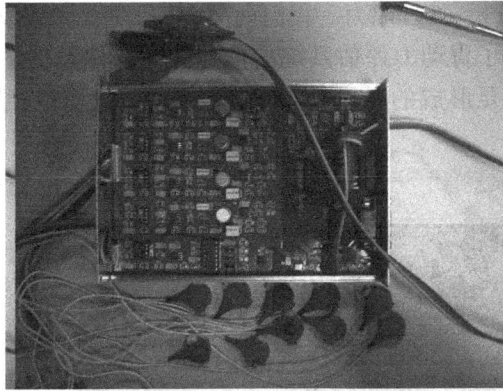

图6.3　四通道阻抗胃动力信息采集系统实物图

6.2.2　胃动力阻抗信息采集软件系统设计

软件的设计包括上位机程序和下位机程序的设计。下位机软件的组成部分有:单片机初始化;单片机接收主机信息处理;A/D 转换;单片机处理、发送数据。主要实现的功能就是以 5 Hz 采样频率、24 位采样精度实时采集各通道的胃阻抗信号。用单片机 C 语言来实现。上位机程序主要负责控制上位机(计算机)与用户的接口,即人机交互。包括接收用户的操作指令、发送控制指令或数据给下位机、接收下位机传过来的数据,保存并进行离线处理等。主要实现的功能首先是将采集的阻抗信号实时送 PC 机显示,然后对数据进行保存、离线处理和参数的计算分析。用 Delphi 语言来编写。

下位机软件设计

软件采用顺序设计思想,程序以中断的方式编写。主要包括 ADμC834 接收 PC 机发来的指令信息、单片机执行 A/D 转换、从单片机把数据传送给 PC 机和时间延迟等部分。胃运动阻抗信号的采样率设置为 5 Hz。如图 6.4 所示为下位机程序设计流程图。

上位机软件设计

上位机主要功能是实现与下位机建立通信、接收数据并加以存储、对接收到的数据进行波形显示、处理等,并通过界面实现人机交互。串行通信程序开发通常有

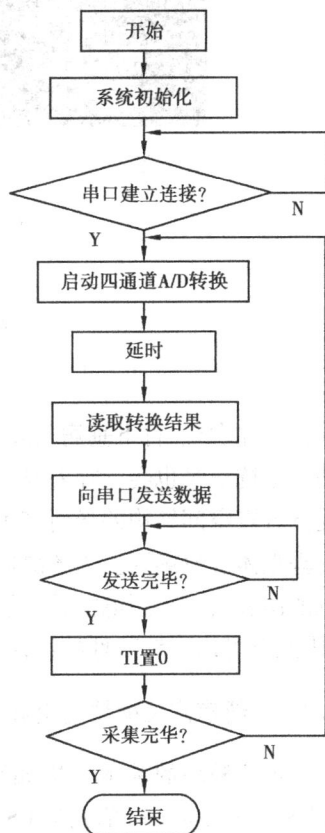

图6.4　下位机程序设计流程图

两个方法:①利用 Windows API,即 Windows 应用程序接口函数;②使用在 Windows 操作系统

中注册的控件,例如 MSComm 或 SPComm 等。利用 API 函数编写串口通信程序较为复杂,其优点是可实现的功能更丰富、应用面更广、更适合于编写较为复杂的低层次的通信程序。本文开发的系统由于开发周期短,且采用串口控件实现通信可以满足本文应用要求,所以我们选用串口控件 MSComm 开发通信程序。在 Borland Delphi 7 开发环境下实现上位机软件的设计。

PC 机具有强大数据分析、处理能力。我们利用 PC 机主要完成数据的接收和显示以及计算分析。采用 Delphi 完成了胃动力评估系统的信号分析软件设计。四通道胃动力测试系统主界面如图6.5 所示。主要形成的界面有:信号采集和回放窗口;数据库管理窗口;结果分析窗。

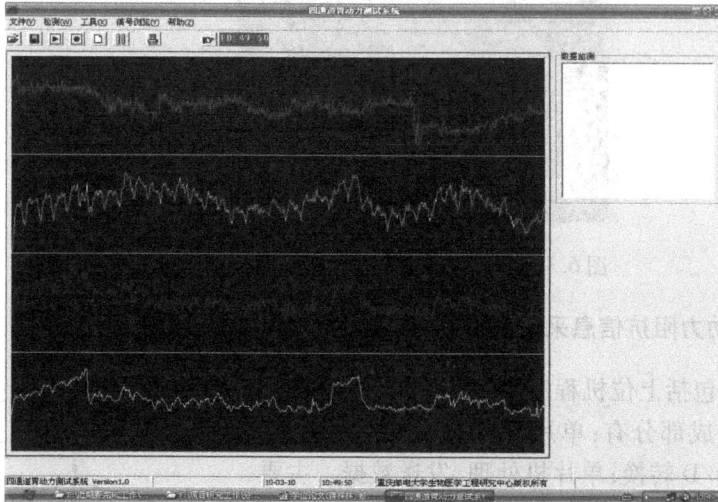

图6.5　四通道胃动力测试系统主界面

6.3　电极系统设计

我们研究发现,胃下垂病人以及某些正常人的胃空间结构都存在较大差异,在体表投影的胃运动电阻抗信号也会存在差异,测量的信号就不易进行横向比较和标定。因此要排除因为不同受试者胃空间结构差异而产生的体表信号投影误差,电极系统就需要尽可能放置在受试者胃的垂直体表投影区。为解决此问题,本文设计的检测系统中添加了基于 B 型超声扫描辅助定位的体表信号检测电极系统设计。引入的超声辅助定位模块可以获得胃空间轮廓的体表投影,因此就可以有针对性的设计电极系统,从而有利于进行信号的标准化比较。

6.3.1　超声定位模块的设计

超声定位模块的基本结构如图6.6 所示。该模块主要由超声波发射和接收单元、DSC (Digital Scan Converter)单元及 USB 接口单元组成。超声波发射和接收单元主要完成超声波的发射和接受,在控制电路的作用下,发射电路输出激励信号,驱动超声探头发射超声波信号,接收电路对探头接收的超声回波信号进行放大和 AD 转换,转换后的信号进入数字扫描变换单元。DSC 单元是超声模块的重要组成部分,它主要完成相关的图像处理。处理后的图像经图像采集单元送入 PC 机显示。

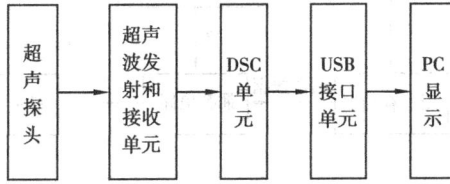

图 6.6　超声定位模块的基本结构示意图

(1)超声波发射和接收单元

1)发射电路

超声模块的发射带宽一般在几兆以上,且使用的超声探头需要 120 V 的激励电压。因此,发射电路应该是高带宽、高电压的信号放大电路,以实现对输入信号的幅度和功率的进行放大,使输出的信号能够驱动超声探头发射超声波信号。

发射电路主要由信号放大电路和功率放大器组成。信号放大电路主要作用是提高输入阻抗、放大电压,功率放大器主要是提高输入功率并进一步放大电压来达到驱动超声探头的目的。

2)接收电路

虽然超声波的发射信号很强,但在传输过程中信号的衰减很大,接收到的回波信号很微弱,因此必须对接收到的信号进行前置放大。接收电路接收到超声回波经人体衰减后很微弱,其在换能器上转换后的电信号数量级一般为几微伏到几十毫伏之间,信号带宽范围一般在 1~15 MHz。这么微弱的信号很容易被噪声淹没,所以要选择高增益和信噪比的放大芯片。基于此,接收电路选用德州仪器公司生产的 VCA8617 来放大信号,VCA8617 是专为便携超声设备设计的 8 通道可变增益放大器,具有低功耗高性能的优点。

(2)DSC 单元

FPGA 是 DSC 单元的核心,它用来控制发射电路和接收电路的工作,对收到的信号进行动态滤波、检波、孔径合成及数据压缩等处理,还通过 USB 与 PC 机进行通信。本设计选用 Altera 公司生产的 CycloneⅡ系列的 EP2C20 芯片。

DSC 单元主要由图像存储器和相应的坐标变换电路组成,其系统框图如图 6.7 所示。数字扫描器主要完成扫描格式的变换和扫描速度的变换。图像存储器采用 PROM,扇形扫描范围为 −26.5~26.5,共有 128 根扫描线(0~127),每根扫描线上共有 512 个采样点,每一个点上的数据为 6 位,代表 64 级灰度,所以存储器的容量为 $128 \times 512 \times 6$ bit。在 PROM 中,其列地址对应于扇形扫描线的角度序号,行地址对应于每条扫描线上的采样点序号。

坐标变换电路主要将 TV 监视器显示平面的直角坐标转换成 PROM 中读取数据的地址(极坐标)。插补电路主要避免扫描线间有较大的间隙造成有许多显示像素的空缺,从而使图像不均匀、不连续,图像的质量欠佳,可以采用二维线性插补或圆插补的方法来完成插补,本设计采用的是两种方法的结合。

(3)USB 接口单元

实现超声模块与 PC 机的联机工作的关键是开发超声模块的 USB 接口单元。USB 的接口芯片选用 PHILIPS 公司的 PDIUSBD12,它符合 USB1.1 版本规范,可与任何外部微控制器实现

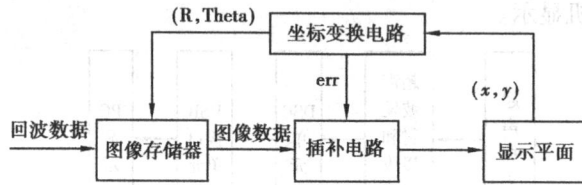

图 6.7　DSC 系统框图

高速并行接口(2 Mbyte/s),可进行 DMA 编程控制,支持与本地 RAM 的 DMA 操作,可提高数据传输速度。为在 PC 机上动态显示超声图像,需要保证每秒传输图像在 15～20 帧,而每帧的图像数据在 50 kbyte 左右,这就要求与 PC 机的数据传输速度一般在 850 kbyte/s,协议 USB1.1 版支持 1.5 Mbyte/s(全速设备)的传输速度,所以 D12 接口芯片完全能够满足这一要求。

6.3.2　胃区超声投影

系统设计完成后,进行了系统验证。对健康人体的胃进行了超声图像采集实验,本次实验受试者是研究者自己,在进食 2 h 后进行胃部的超声图像采集。图 6.8 为超声胃图模块采集到的胃横断面图,图中高亮度区域就是胃部结构。因在消化间期,胃部含有较多空气,图像表现出较多高亮部分。但超声模块在本系统的设计中,不作为胃部疾病的诊断依据,仅作为通过体表电极法检测胃动力信息时电极的辅助定位,我们只需要采集到胃的体表轮廓图就能满足本系统设计中的要求。

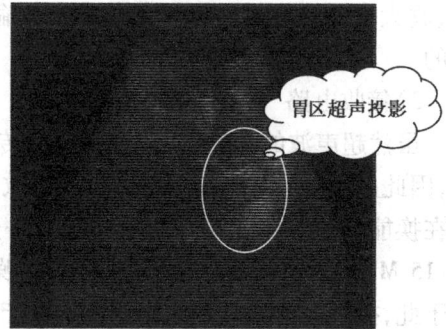

图 6.8　超声模块采集的胃区横断面图

6.3.3　超声辅助下的电极定位

在进行人体胃阻抗信号采集实验时,电极位置对实验结果的影响相当大。为此,本研究的电极放置以体表超声图像下的胃投影位置为依据,以保证多通道信号有效地反映胃蠕动的空间传导信息。

在不具备超声辅助定位的情况下,也可以脐和剑突的连线为依据,以剑突和脐连线为中准线,在离剑突约 1/6 中准线向右偏约 5 cm 处放置一激励电极,另一激励电极放置在以脐为基点与水平方向成 45°角作一斜向上射线,在中准线中点处也作一与水平方向成 45°角作一斜向下射线,两射线的交点即作为激励电极的放置点。测量电极放置在两激励电极连线之间,并以此作为测量电极放置的基准,按照 4×2 均匀排列在胃底和胃窦之间,如图 6.9 所示为四通道阻抗胃动力检测电极摆放位置示意图。

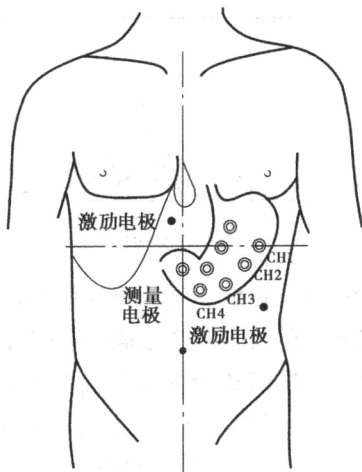

图 6.9　四通道阻抗胃动力检测电极位置

6.4　原始阻抗胃动力的频谱特征

胃运动信号正常节律为 2~4 次/min,属于超低频信号,其在时域和频域上的表现都是局部化的,加上自身微弱、信噪比低、频带重叠、非平稳性等原因使得时频分布比较特殊,而小波分析在时域和频域同时具有良好的局部化特性,在微弱信号、非平稳信号、瞬态信号等信号检测中显示出其独特的优越性。所以本文在进行数据分析时,将利用小波变换的多分辨率分析的特点对实测的胃运动信号进行小波变换,低频成分重构,从而提取阻抗胃动力信号,得到人体的胃收缩节律。正常人与胃病患者的胃运动节律有明显差异,通过分析小波重构的胃运动阻抗信号具有重要的应用价值。

在采用多分辨分析分解原始阻抗信号和重构胃运动信号之前,我们对采集的原始阻抗信号进行幅度谱分析,可以借以分析原始信号的特征,以及噪声与干扰成分频带分布情况。

图 6.10 是一段没有胃部疾病史的受试者的胃运动原始阻抗信号,信号采样率 5 Hz,信号时长 4 min,属于消化期信号。从图中可以看出,该例原始胃运动阻抗信号含有大量的噪声和干扰信号,包括呼吸、血流阻抗以及认为运动造成的干扰(图中出现的尖峰)。图中的较高频的毛刺状变化是频率为 2~4 CPM 的胃蠕动信号。

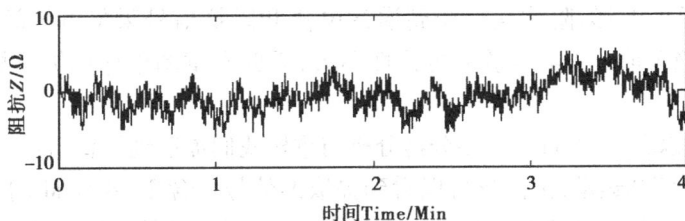

图 6.10　原始阻抗信号

图 6.11 是该原始胃运动阻抗信号的幅度谱。通过谱线分布可以看出,在 1~7 CPM 出现的主要谱线成分,属于以胃运动为主的信号成分,主要表现的是消化期张力性收缩产生的胃收

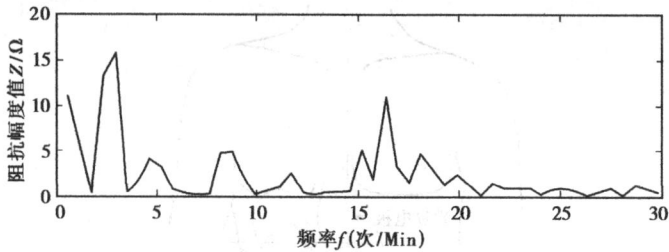

图 6.11　原始阻抗信号幅度谱特征

缩节律信号成分,12~20 CPM 呈现出的另外两个很高的频带波峰成分,这是由呼吸、血流等干扰信号造成的。由幅度谱可以看出,噪声和干扰成分幅度很大,甚至超过了胃阻抗信号的幅度,所以信号分析处理中最大的干扰是呼吸与血流阻抗干扰,信号提取难度大。

由以上分析可知,胃运动信号具有成分复杂,与呼吸、血流等频带重叠现象。同时,阻抗的胃动力信号因为受到胃内食物成分、胃容积变化、胃液分泌等一系列复杂因素的影响,因而基础阻抗数据具有漂移、变异性大等现象,针对这些现象,信号处理方法的选择是本文研究的一个关键性的问题。

6.5　空间胃运动信号分析

本文采用 Daubechies 小波系将采集的信号分解为一个近似成分作为胃收缩信息和 5 个细节成分,即多分辨分析(MRA)技术。DB 系列小波没有特定的解析式,通过叠代获取高阶、具有光滑的时频特性,具有较好的时域分辨特性。

实验初期,在 MATLAB 平台下选用不同的经典小波基,作了仿真实验,最后选择了 DB 小波基,预计随着更多胃阻抗信息的采集和分析,还可根据其信号特色发展和变化构造更合适的小波函数。已有的信号分析实验表明,所选用的 DB 系列从 DB4~DB7 都显示了很好的分解胃阻抗信号效果。

6.5.1　基于小波的四通道阻抗胃动力信号处理

(1)四通道胃蠕动信号提取

如图 6.12 所示为采集的四通道原始阻抗信号,如图 6.13 所示为四通道原始阻抗信号经小波分解重构后的波形,阻抗信号受到灌注电流和阻抗信号采集电极间的电阻值影响,所以信号的幅度绝对值在不同实验间可比性不大,因此本章图中标识纵坐标均表示信号的幅度相对值。

从图 6.13 可以看出,通过小波多分辨分析与重构我们提取到了胃阻抗信号曲线,该曲线反映了胃的机械收缩和运动,由波形可以看到提取的信号包含 2~4 CPM 的胃蠕动节律。研究表明运用小波分析技术处理胃动力这种低频、微弱、频带叠加的生理信号方法是可行的。

(2)四通道胃排空曲线提取

图 6.14 为原始的胃排空曲线图,0 时刻以前的约 10 min 曲线表示受试者空腹 8 h 后基础胃阻抗曲线;随着 400 mL 纯净水入胃,胃容积发生改变,增大,胃内阻抗升高。在 0~20 min

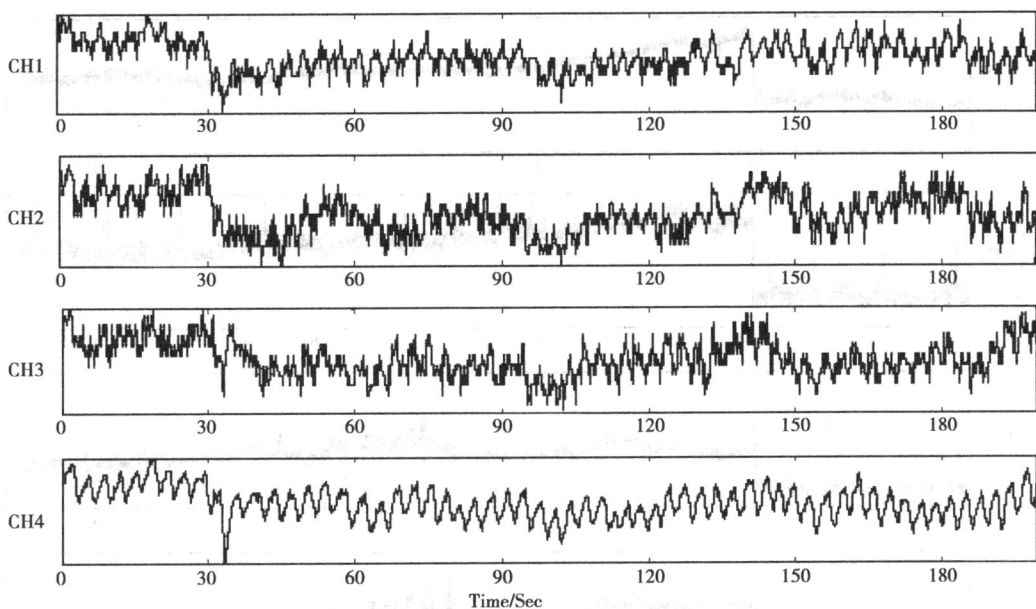

图 6.12　原始胃蠕动信号

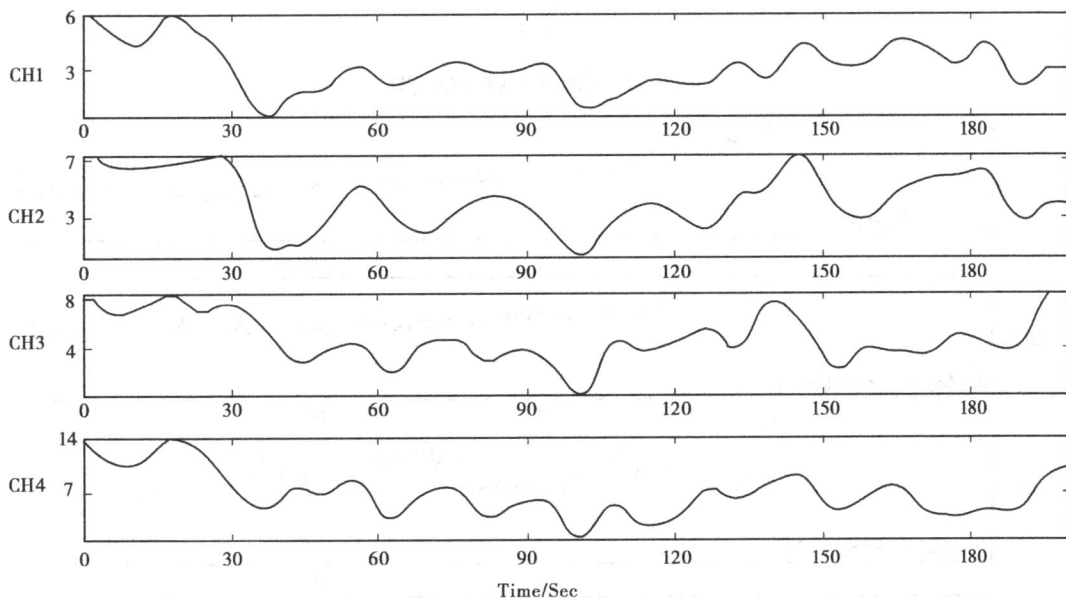

图 6.13　小波分解重构的胃蠕动信号

的时间里,400 mL 纯净水逐渐排空,胃容积逐渐缩小到原样,阻抗值也逐步下降。并趋向一平稳的基础阻抗值。图 6.15 是经小波分解重构后的胃排空曲线图,可以看出经过小波处理后的信号光滑,滤除了信号中的呼吸、血流等阻抗信号。该曲线确实反映了完整的纯净水排空的空间传导过程。

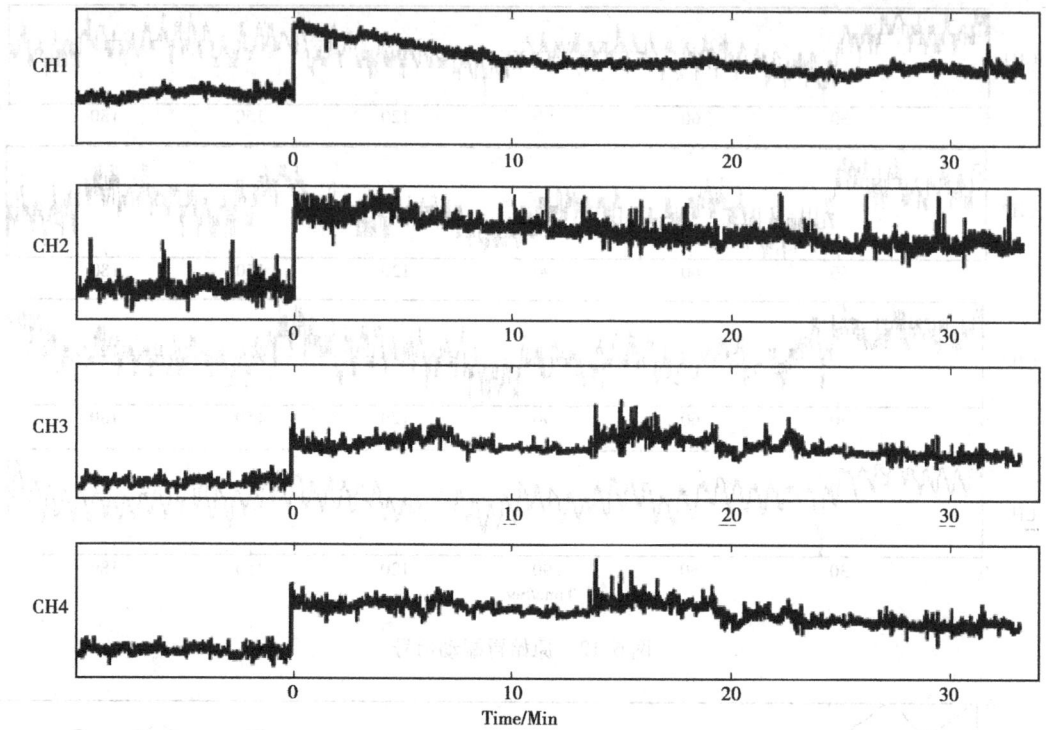

图 6.14　原始的胃排空曲线图

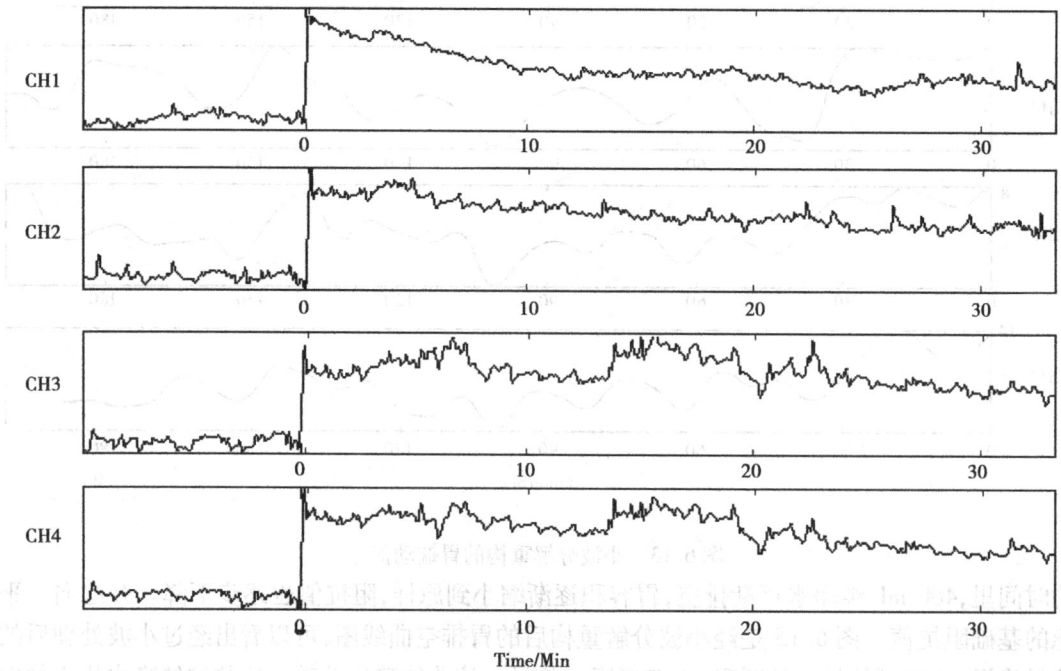

图 6.15　小波重构后的胃排空曲线图

6.5.2 基于独立分量的四通道阻抗信号分析

ICA 是近二十年发展起来的一种信号处理和数据分析方法,该方法采用高阶统计量的盲源分析,用于从未知源信号的观测信号中分离(抽取)相互统计独立的源信号。采用 ICA 方法处理盲源分离(blind source separation,BSS)问题已得到科研工作者的广泛关注,主要应用于通信、语音信号处理、图像特征提取、金融数据分析、人脸识别和生物医学信号处理等领域。其中,ICA 在生物医学工程领域应用主要集中在以下几个方面:脑电图中伪迹的去除、诱发响应的单次提取、母腹电极上胎儿心电的提取和面部图像的识别等。这些研究都极大地推动了生物医学工程的发展。

在复杂的背景环境中接收的信号往往是由不同信号源产生的多路信号的混合,而人体就是一个非常复杂的背景环境,并且还是一个复杂的多源信号发生场。通过体表电极法采集的胃动力信号包含胃运动起搏源、干扰源、呼吸源等成分的混合信号,这些成分都是相互独立的源信号,ICA 算法是处理盲源分离问题的有效方法,且胃部包含不同频率的胃蠕动信号时,可经独立分量法分离这些不同频率的信号。本文研究采用 FastICA 算法处理四通道胃动力检测系统采集到的胃运动阻抗的混合信号。

(1)基于独立分量分析的盲源分离理论

独立分量分析是近年来由盲信源分解技术发展而来的多道信号处理方法。通过假定传感器阵列所采集到的信号是多个具有统计独立性的内在信源信号的线性叠加,再采用某种特定的优化准则将所谓的独立分量一一分解出来。1995 年芬兰学者 Hyvärinen 提出了基于互信息最大和牛顿下降法的快速 ICA 算法,即 FastICA。

"盲源分离"问题的模型,如图 6.16 所示。假设存在 N 个源信号 $S=[s1,s2,\cdots,sn]$,通过信道后线性叠加为在传感器上接受到的 M 个观测信号 $X=[x1,x2,x3,\cdots,xm]$,一般条件下假设 $M \geqslant N$。存在混合矩阵 A,使

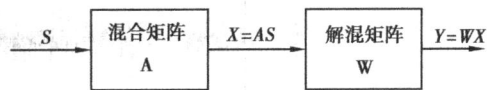

图 6.16 BBS 问题框图

得 $X=AS$。ICA 的目的在于求取矩阵 W 使得 $S=WX$,即从观测信号中分离出源信号。

在 BSS 问题中,如果假设是各个源信号之间是统计独立的,且所有源信号之中最多只有一个高斯信号。则衍变为 ICA 问题。ICA 所要处理的问题属于盲信源分解问题,即在无监督的情况下通过自学习获得信源信号。解决此类问题的基本思路在于,建立起一个合适的代价函数,再采用某种优化算法分离出所谓的源信号。现在通常所用的代价函数为各导联信号间的高阶统计量、互信息熵或最大似然估计,而优化算法一般采用牛顿迭代法、基于神经网络的自适应算法、随机梯度法、自然梯度法等。

(2)FastICA 算法

1995 年芬兰学者 Hyvärinen 提出了基于互信息最大和牛顿下降法的快速 ICA 算法,即 FastICA。FastICA 算法又称固定点(Fixed-Point)算法,这是一种快速的寻优迭代算法,该算法是一种基于负熵的独立性判据。

基于负熵的 FastICA 算法迭代步骤如下:

①对观测信号 X 进行去均值和白化处理,得到标准化的 x;

②选择要估计的源信号的个数 m;

③令矩阵 $W = (w_1, w_2, \cdots, w_m)^T$ 初始化所有的 w_i，使其具有单位范数，并由式(6.1)使 W 对称正交化，即

$$W \leftarrow (WW^T)^{-1/2} W \tag{6.1}$$

④对每个 $i = 1, \cdots, m$，更新 w_i；

$$w_i \leftarrow E\{xg(w_i^T x)\} - E\{g'(w_i^T x)\} w_i \tag{6.2}$$

⑤对称正交化更新后的 W，如果未收敛，重复步骤④，继续更新；
⑥提取混合信号中的各源信号，$y = Wx$。

6.5.3 仿真实验及分析

为了验证上述消噪方法的有效性，进行仿真实验研究，选取的仿真信号如下：

$$\begin{cases} x_1 = \sin(2\pi ft) + White\ Gaussian\ noise + Pulse\ noise \\ x_2 = x_{virtual1} = White\ Gaussian\ noise \\ x_3 = x_{virtual2} = Pulse\ noise \end{cases} \tag{6.3}$$

式(6.3)中 x_1 为待处理的加噪观测信号，x_2 为高斯白噪声，x_3 为脉冲噪声，x_2 和 x_3 为人为引入的虚拟观测信号。如图6.17所示为仿真独立源信号，s_1、s_2 和 s_3 均为待恢复的虚拟源分量。

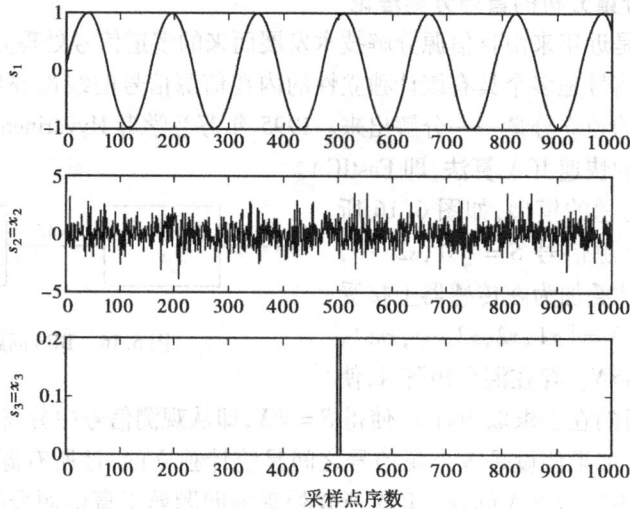

图6.17 仿真独立源信号

取随机混合矩阵：

$$A = \begin{pmatrix} -0.0646 & 0.7075 & 0.0031 \\ -0.025 & 0.0936 & -1.027 \\ -0.0141 & 0 & 0.0017 \end{pmatrix} \tag{6.4}$$

混合后的数据记为 x_1，为恢复虚拟源 s_1、s_2 和 s_3，从而实现真实信号的消噪，选取所加的两个噪声量作为两个虚拟观测信号，与待处理信号 x_1 共同形成一个三维观测向量。

图6.18所示为FastICA算法盲分离结果，从 FastICA 算法分离的独立源分量 y_1、y_2 和 y_3 可以直观看出，如果不计 ICA 算法自身固有的排序、幅值和相位的不确定性，各虚拟源分量均得到了有效的恢复，这表明实验情况下加噪观测 x_1 中的噪声均得到有效的消除。

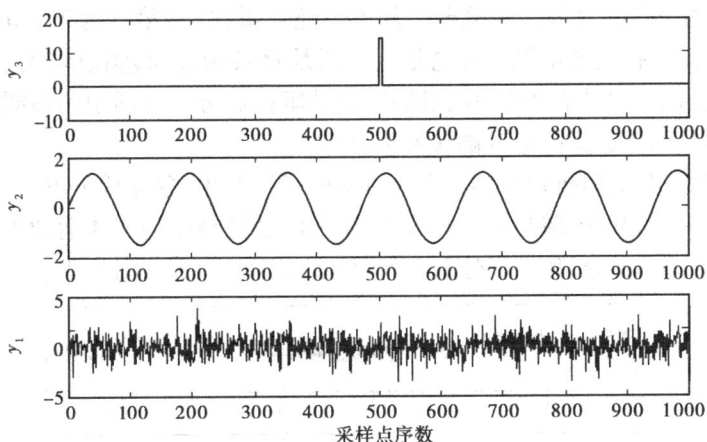

图 6.18　FastICA 盲分离结果

仿真实验中随机加大了噪声成分在待处理观测 x_1 中的比重,甚至已经将其中的真实信号 s_1 完全淹没,但仿真结果显示每次都获得了较好的源分离效果,噪声得到了有效的消除。综上所述,当引入的虚拟观测与观测中的加噪情况完全一致时,真实信号得到有效的恢复。

6.5.4　FastICA 分析四通道阻抗信号

本文采用的混合胃阻抗数据来源于健康人体实验,按下列步骤获得的:采用重庆邮电大学生物医学工程研究中心自主研制的四通道胃动力阻抗信号采集系统,信号采样频率 5 Hz。实验自愿者为一无胃病史的青年学生,受试者要求安静坐在有靠背的椅子上,尽量维持呼吸平稳。中午 12 点食用试验餐(200 mL 牛奶和 100 g 面包,分别含 1 300 kJ 和 2 850 kJ 的能量),午后 3 点开始数据采集,采集时间 30 min。

图 6.19 所示为四通道阻抗混合信号,数据的长度为 400 s,共 2 000 个点。由图中可以看出,第一通道(CH1)比较靠近肺,因此呼吸成分比较明显。随着逐渐远离肺,呼吸的成分逐渐

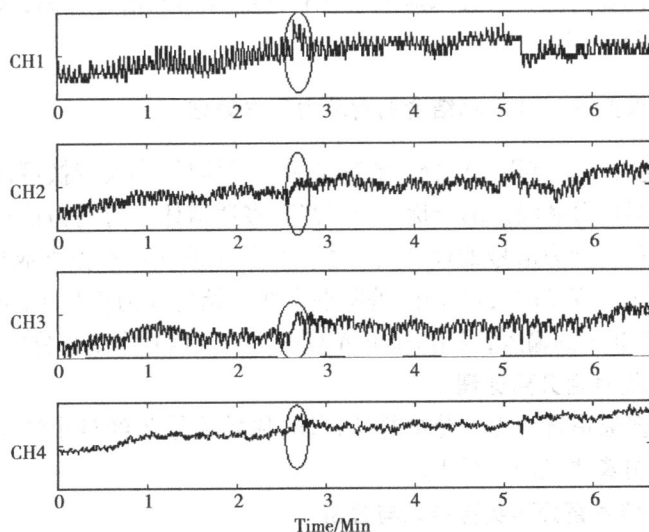

图 6.19　四通道阻抗混合信号

101

减弱,至 CH4,呼吸伪迹已变得比较微弱。从图中还可看出,从第一通道(CH1)到第四通道(CH4),高频成分的干扰逐渐增强。无论是干扰还是呼吸伪迹,其幅值均大于胃蠕动阻抗信号,因此在 4 个通道中,均看不到比较明显的胃蠕动阻抗成分。如图中的椭圆标注,四通道存在一运动干扰,且显示四通道的信号耦联关系明显。

图 6.20Fast ICA 分离阻抗信号结果图。由图中可以看出,独立成分 IC3 是比较明显的呼吸伪迹,独立成分 IC4 如图中椭圆标注所示,分离出混合信号中的人体运动干扰源信号,独立成分 IC1 是心电或高频成分,独立成分 IC2 应为分离信号中胃运动独立源。

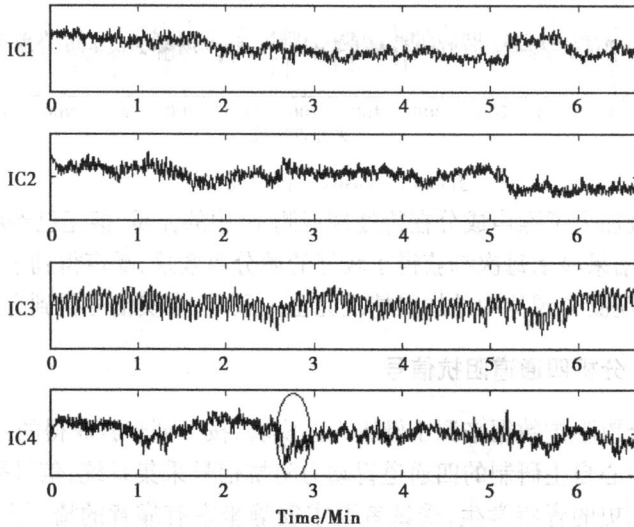

图 6.20   FastICA 分离阻抗信号结果图

从以上 ICA 分离结果看,ICA 分离强噪声的胃动力源信号效果不佳。分析原因是由于 ICA 假设条件较严,尤其是在噪声较大时,源信号的分离效果显著恶化。如何分离含有强噪声的原始胃动力信号,即如何把 ICA 技术应用于含有强噪声的源信号分离,这是本文就 ICA 问题的一个有意义的研究方向。

6.5.5   基于小波变换和 ICA 相结合的胃动力信号处理

胃动力信号中包含一些有用的成分一般都是瞬态弱信号,小波变换可以增强待检测信号成分,削弱非目标信号成分和噪声的干扰。为了消除多通道体表胃动力信号采集时形成的混叠现象,提出一种新的胃动力信号处理方法。本文采用小波变换和独立成分分量分析(ICA)相结合的方法,利用小波变换的去噪作用,滤除混合在原始胃动力信号中的部分噪声,将经小波分解后的信号作为 ICA 的输入,采用 FastICA 算法对输入信号实施盲分离。

(1)多通道阻抗信号盲分离原理

图 6.21 所示为多通道胃动力盲分离算法框图,原始信号 Z 经过小波变换滤除部分噪声后,再由 ICA 进行盲分离得到源信号 Y。

(2)四通道阻抗信号盲分离实验结果与分析

本文实验自愿者为一无胃病史的青年学生,中午 12 点食用试验餐(200 mL 牛奶和 100 g 面包,分别含 1 300 kJ 和 2 850 kJ 的能量),午后 3 点开始数据采集,受试者坐在有靠背的椅子

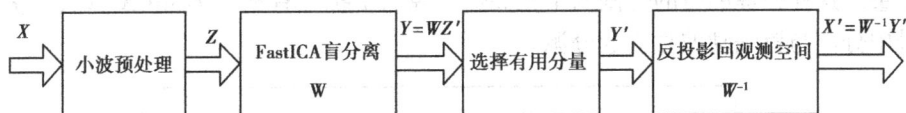

图 6.21　多道胃阻抗提取算法框图

上,采集过程中要求受试者保持安静,尽量维持呼吸平衡,采集数据 30 min。

图 6.22 所示为采集的四通道原始胃阻抗信号图,图中分析数据长度为 200 s,共 1 000 个采样点。由图中可以看出,第一通道(CH1)的呼吸伪迹成分比较明显,因其检测点位置比较靠近左叶肺。随着逐渐远离肺,呼吸伪迹的成分逐渐减弱,至第四通道(CH4)呼吸伪迹成分已变的相当微弱,心电的成分已变得比较明显。无论是心电还是呼吸伪迹,其幅值都大于胃运动阻抗信号,因此,在 4 个通道中,均看不到比较明显的胃运动阻抗成分。

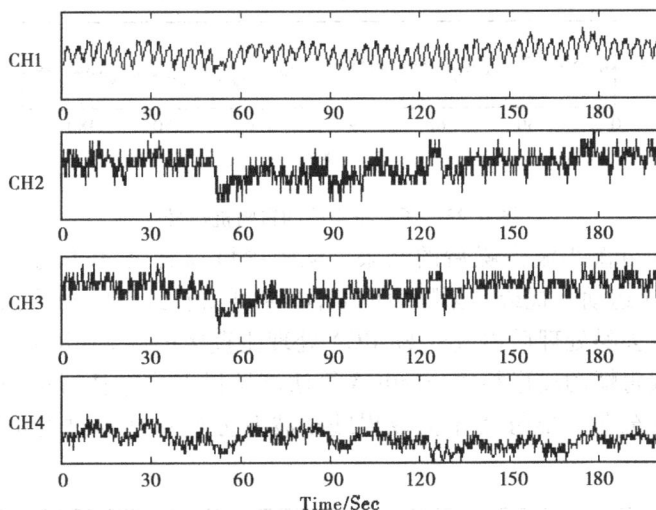

图 6.22　四通道原始胃阻抗信号

首先对每通道的数据 x_i 进行正交小波分解。实验中采用长度为 4 的 Daubechies 小波,对信号进行分解,分解层数为 $L=5$,因此每一通道的胃阻抗数据 $x_i(i=1,2,\cdots,5)$ 被分解成 6 个子带信号:$\tilde{x}_i = (\tilde{x}_{i1},\cdots,\tilde{x}_{i6})$。然后根据需要选择同一尺度或多个尺度下的各通道的子带信号组合成的 ICA 的输入 $\hat{x}_i = (\hat{x}_{i1},\cdots,\hat{x}_{i5})$。其中 $\hat{x}_i$ 为:

$$\hat{x}_i = \tilde{x}_{in} + \cdots + \tilde{x}_{im} = \sum_{j=n}^{m} \tilde{x}_{ij} \tag{6.5}$$

式中:m,n 为所选子带信号的范围。它们的取值可以根据待分析的胃动力信号特征确定。本文研究的胃蠕动波频带范围为 0.008 ~ 0.133 Hz(0.5 ~ 8 次/min),根据分解子带信号的频率范围,可选择 $n=5,m=6$,即

$$\hat{x}_i = \tilde{x}_{i5} + \tilde{x}_{i6} \tag{6.6}$$

图 6.23 所示为原始四通道胃阻抗信号经小波分解和子带重组后所得的 ICA 输入 $\hat{x}_i$。比较原始胃阻抗信号和用小波去噪处理后的胃阻抗信号波形,可以发现后者比前者光滑。这是因为通过对原始胃阻抗的小波分解和重组后,丢弃了原始胃阻抗信号中与胃蠕动波关系不大

的高频分量。这样处理的目的是削弱了无关信号源的干扰。有利于 FastICA 算法从多通道胃阻抗信号中分离与胃蠕动波独立成分源。

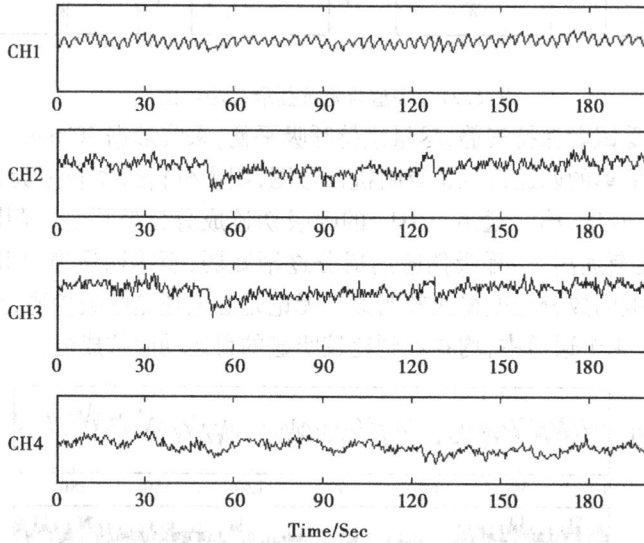

图 6.23 子带重组后的胃阻抗信号

图 6.24FastICA 分离小波去噪后的结果。从图中可以看出,IC1 为明显的呼吸信号成分,CH2 和 CH3 为含运动干扰或高频噪声成分,CH4 可以看到胃蠕动波独立分量。由此可以得出结论,经小波去噪处理后再进行 FastICA 处理比直接进行 FastICA 分离的效果明显要好,与小波去噪提取胃蠕动波形相比,FastICA 算法能够提取到包括胃蠕动波、呼吸、运动干扰、心电等高频独立分量。能够用于提取胃蠕动波及分析胃蠕动过程中隐藏的生理信息特征。

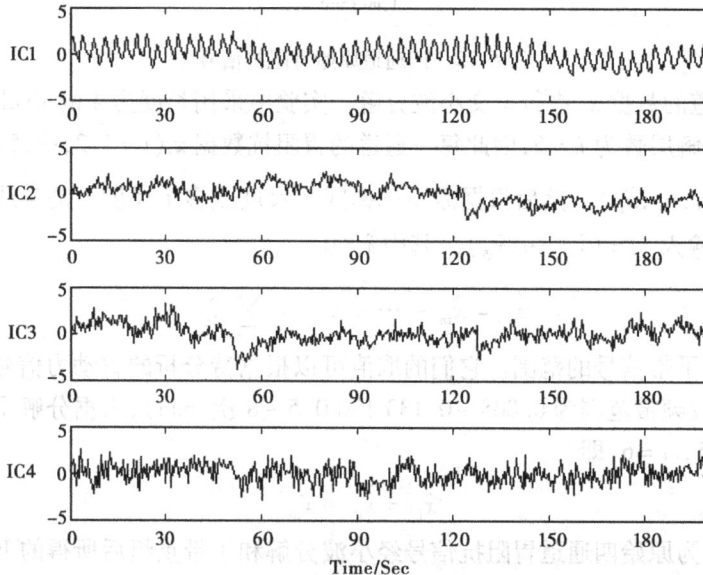

图 6.24 FastICA 分离小波去噪后的结果

通过分析可知,IC2 和 IC3 为分离的胃蠕动独立分量,把该独立分量的瞬时值经解混矩阵的逆矩阵 W^{-1} 逆推回观测空间得各通道的胃动阻抗分量 X' 后,就可以按断层图的插补方法得到该时该分量在各通道上的空间分布模式。将 IC1 和 IC4 分量置 0,IC2 和 IC3 胃蠕动独立分量反向投影回观测空间,从而消除呼吸和运动干扰。图 6.25 为 ICA 分离的胃蠕动分量的空间投影图。

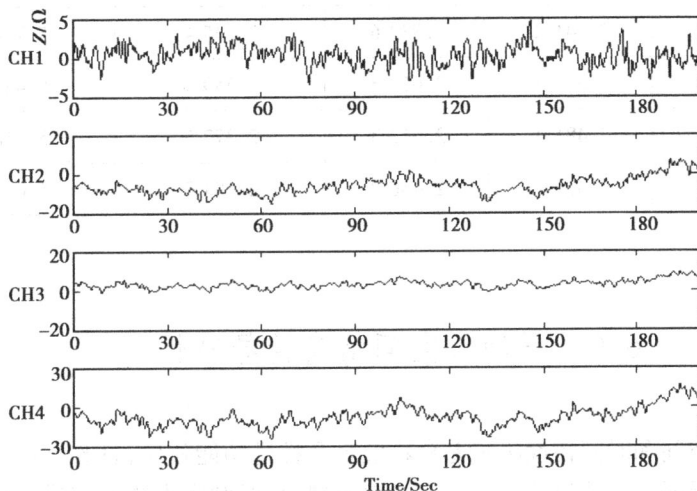

图 6.25 ICA 分离的胃蠕动分量的空间投影

为了便于观察分析,将图 6.25 中的胃蠕动信号经过平滑处理,图 6.26 为经过平滑处理后的胃蠕动阻抗信号。从图中可以看出,分离的胃蠕动独立分量的瞬时值经 W^{-1} 逆推回观测空间得各通道的 X' 后,就可以按断层图的插补方法得到该时该分量在各通道上的空间分布模式。

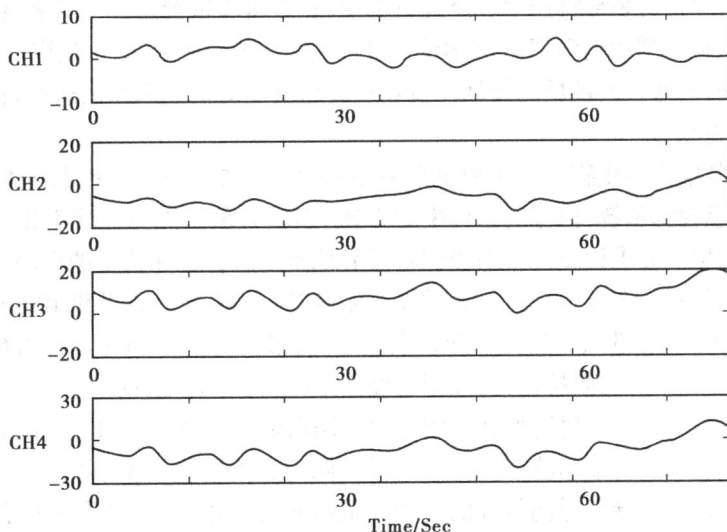

图 6.26 经平滑滤波后的胃动力阻抗信号

本文对原始阻抗信号、小波去噪阻抗、直接分离原始阻抗及小波去噪后分离混合阻抗信号的结果进行信噪比的对比。如表 6.1 所示为四通道 CH1、CH2、CH3、CH4 原始阻抗经上述方法处理后的信噪比对比结果,信噪比的定义为 $SNR = 101\ g(P_S/P_N)$,其中 P_S 为信号的功率,P_N 为噪声的功率。从表中的数据可得出如下结论:先对原始阻抗信号进行小波去噪再进行 FastICA 算法分离,其结果优于直接对原始阻抗信号进行 FastICA 算法分离。

表 6.1　胃阻抗信噪比比较

通道序号	原始阻抗	小波去噪阻抗	直接分离原始阻抗	小波去噪后分离阻抗
CH1	2.741 2	2.832 6	2.635 4	5.774 6
CH2	2.515 2	2.657 3	2.359 4	5.426 6
CH3	2.481 4	2.512 3	2.372 5	5.918 7
CH4	2.361 7	2.456 8	2.184 3	5.613 2

6.6　胃动力空间信息传导特性分析

收缩运动的空间和时间特性决定着食物混合及推进功能效应,且收缩运动的传导性对食物正常推进至关重要。本节将结合胃运动的生理规律,对健康人体的四通道胃蠕动信号和胃排空曲线进行分析,研究胃动力阻抗信号的空间传导特性。

6.6.1　胃蠕动空间传导特性分析

胃蠕动是一个从胃体经胃窦直至幽门消失的空间传导过程,胃蠕动波起源于胃体中部,引起胃体中部的强有力收缩,将食糜向前推进。同时胃蠕动波也在沿胃体经胃窦传导至幽门,当蠕动波传导至胃窦时,胃窦部将产生一个强有力的收缩,将少量食糜通过胃窦,传至幽门,大部分食糜反向推回,食糜到达幽门部位时,幽门也将产生一强有力的收缩,允许少量食糜通过幽门,传至十二指肠,未通过的被反向推回。食物在胃内反复地推进和推回运动,食物被研碎,并与胃液混合得也更充分。

实验在重庆邮电大学生物医学工程研究中心实验室完成。检测装置采用本文自主研发的四通道胃动力信息检测系统,信号的采样率为 5 Hz,实验对象为无功能性消化不良等症状,年龄 25 岁的青年学生。要求检测过程中受试者安静地坐于有靠背和扶手的牢固木椅上,且保持平静呼吸。受试者中午 12 点食用统一标准餐(标准餐为 200 mL 牛奶和 100 g 面包,分别含 1 300 kJ 和 2 850 kJ 的能量),午后 3 时开始数据采集,采集时间 30 min。如图 6.27 所示为采集的一段四通道原始胃动力阻抗信号,波形长度为 1 000 个采样点,时间为 200 s。

图 6.28 为 WICA 方法处理后得到的四通道胃蠕动阻抗信号。从图中可以看出:受试者的胃动力主频为 3 次/min,胃蠕动波节律特征明显。四通道的胃蠕动阻抗信号是一空间传导的过程,且胃运动的前向传导和逆向传导的时相关系明显,当前向传导和逆向传导相遇时会出现一传导失耦联(图中 CH2 通道虚线矩形框所示),随即出现前向和逆向交替,出现明显的传导延迟。

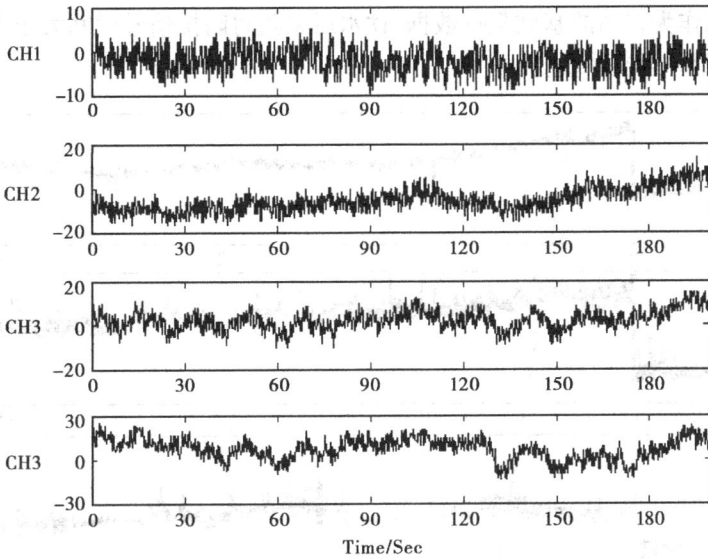

图 6.27　四通道原始胃阻抗信号

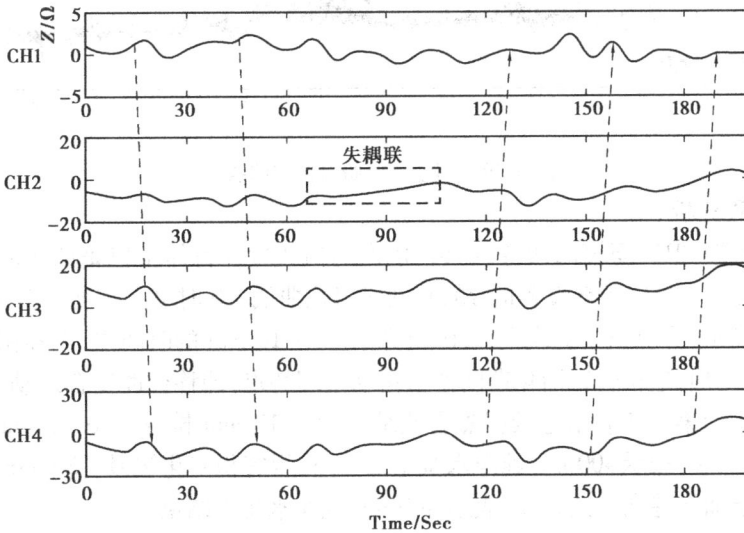

图 6.28　四通道阻抗胃动力信号

6.6.2　胃排空空间传导特性分析

胃排空是一种重要的胃功能指标,胃排空功能下降又可能是多种疾病的上消化道表现或者是疾病发生前生理功能衰退的表现。生理性胃排空是一个非常复杂的过程,容易受到多种因素(如神经调节、激素、进食量、酸碱度、食物的化学构成、食物的热值、情绪等)影响。

实验在 2009 年 7 月至 2010 年 3 月期间于重庆邮电大学生物医学工程研究中心实验室完成。实验受试者为 15 例无器质性胃病,无功能性消化不良等症状,年龄 24 ~ 27 岁的青年学生。实验在上午 9 点左右进行,试餐为 400 mL 纯净水(电导率 $\sigma <\ =0.2$ mS/cm),水温37 ℃,

107

受试者为空腹 8 h,安静,且保持平静呼吸的坐于有靠背和扶手的牢固木椅上。饮水前采集胃阻抗信号 10 min,作为胃内的基础阻抗数据,饮水后采集胃阻抗信号时间大于 30 min。图6.29所示为四通道原始胃排空曲线。

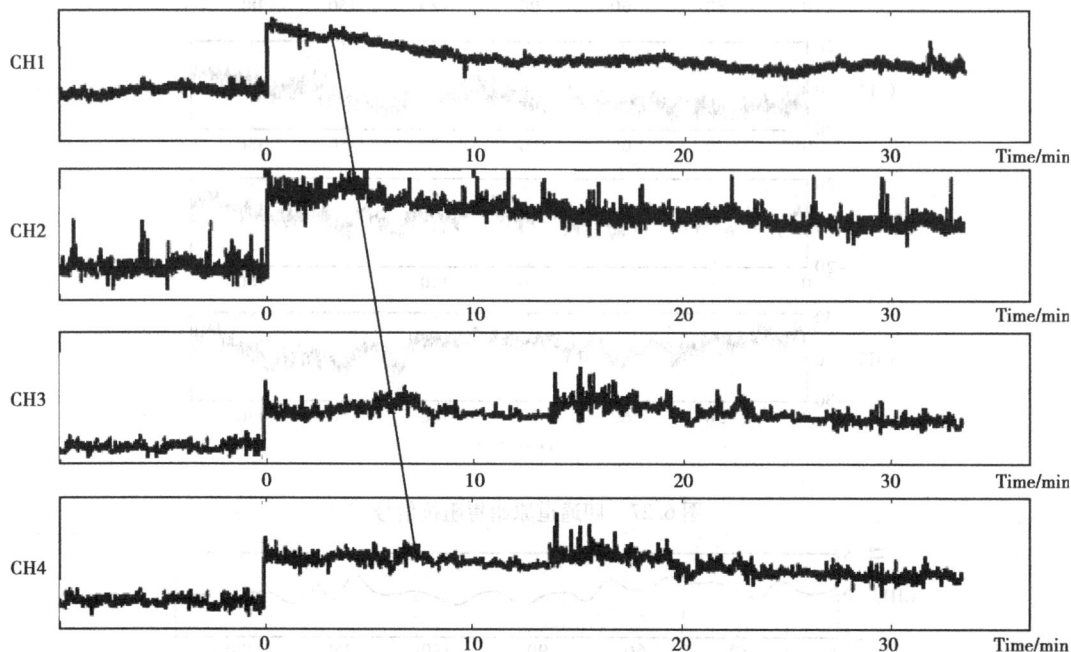

图 6.29　四通道原始胃排空曲线

（1）排空过程分析

图中第一通道(CH1)至第四通道(CH4)依次均匀放置在胃体至胃窦的区间,0 时刻以前的约 10 min 曲线表示受试者空腹 8 h 后的基础胃阻抗曲线。0 时刻的突变上升曲线表示此时喝下 400 mL 纯净水,胃容积发生改变,胃阻抗升高。0 ~ 10 min 的时间内,胃容积变化明显,表示相应的胃运动剧烈,这符合胃消化期间的胃运动生理特点,即移行性复合运动(MMC),它分为 4 个时相,其中的第 3 相表示连续强烈胃收缩,在 5 ~ 10 min 排空。10 ~ 20 min 时间内,排空曲线下降变的平缓,表示 400 mL 纯净水基本被排空,胃容积变化缓慢。20 min 以后,胃的排空基本结束,阻抗曲线趋向一条直线,表示 400 mL 纯净水排空结束。

但观察图中排空曲线发现,排空结束后的基础阻抗曲线和喝水前的基础阻抗存在明显的差异,排空水后的基础阻抗未恢复至喝水前的基础阻抗,分析原因可能是胃酸分泌使胃的电导率发生了改变,导致排空后的基础阻抗曲线升高。由此可以得出,胃部生理过程对阻抗信号存在影响,其原因是消化过程中的胃酸分泌使胃内容物电导率发生变化,因而阻抗测量得到的排空后基础阻抗曲线偏高,胃部阻抗测量还可用来估计胃酸分泌。

（2）四通道排空曲线分析

从图 6.29 中可以看出,利用阻抗法检测 400 mL 纯净水排空实验得到了反映胃排空趋势的曲线图。胃排空存在一种传递的时相关系,如图中所画的一条斜直线所示,胃排空过程从胃体到胃窦传导,传递延迟的空间关系很明显。通道一(CH1)和通道二(CH2)检测位置靠近胃体,反映胃体部的胃排空状况,通道三(CH3)和通道四(CH4)检测位置靠近胃窦,反映胃窦部

的胃排空状况,从图中可以得出如下结论:

①CH1 和 CH2 曲线相似,反映胃体部的排空状况,CH3 和 CH4 曲线相似,反映了胃窦部的排空状况,这与我们的分析相符;

②CH1 和 CH2 比 CH3 和 CH4 胃排空曲线下降趋势明显,能更好地反映纯净水排空的过程。分析原因可能是因为胃体部的容积、内容物、电导率等变化较胃窦部的大,以致胃排空曲线下降趋势明显;

③分析 CH3 和 CH4 我们可以发现,纯净水排空曲线下降不够明显,并在排空过程中出现时高时低的波动,分析其原因可能是因为胃窦括约肌对排空物具有一个逆向的压力,迫使胃排空曲线出现波动;

④在 20 分钟以后,CH1 和 CH2 已经趋向一条平稳的基础阻抗曲线,而 CH3 和 CH4 曲线则还显示缓慢的下降趋势。分析其原因可能是因为胃运动中存在两个运动起搏点:前向运动起搏点和逆向运动起搏点,该点在进行胃蠕动波形分析时也得出此结论,在 400 mL 纯净水进入胃后,对胃体、胃窦都产生强烈的刺激,胃运动加强,在 20 分钟前胃窦部的逆向运动抑制胃排空,所以出现了胃排空延迟现象;

⑤四通道排空曲线对比分析:CH1 曲线毛刺少,其主要成分为胃蠕动信号,分析原因是该通道靠近胃蠕动起搏点,受干扰小;CH2 毛刺多,受运动造成的干扰大,胃排空在传导过程中引入了运动干扰;CH3 曲线的运动干扰较 CH2 小,但较 CH4 大;CH4 曲线干扰相对 CH3 弱小,分析原因是因为 CH4 更靠近逆向胃运动起搏点,所以干扰成分相对较少或者更弱。

通过以上分析,我们可以得出胃体部检测的结果较胃窦部检测结果更好地反映了纯净水胃排空特性。

6.7　讨　论

胃平滑肌的兴奋及电活动沿肌纤维传导,肌张力及胃肠道的舒缩运动随之推进。这种兴奋传导是平滑肌的固有特性。兴奋沿肌纤维的传导速度与细胞间接触紧密程度密切相关,细胞间接触紧密的部位兴奋传导速度快,细胞间隙大的部位兴奋传导速度较慢。通常兴奋沿肌纤维纵向传导的速度较高,而沿肌纤维横向传导的速度较低。有研究表明纵向传导的速度约为横向传导的 10 倍。本文通过 4 对检测电极提取胃不同部位阻抗信号的相位、频率、幅值信息,探讨胃运动的空间传导时-相关系。主要在于分析、研究胃运动的纵向传导规律。

本文的四通道阻抗胃动力检测实验证实,胃运动的幅值从胃体到胃窦的方向呈现递增的趋势,且存在一种空间传导的耦联关系,胃运动传导信号分为起搏点源于胃体大弯的前向传导和起搏点源于幽门的逆向传导。本文实验结果显示传导时相关系很明显,表明胃运动前向传导信号和逆向传导信号交替存在,当两信号相遇时会出现一传导失耦联,紧跟着就出现前向或逆向的交替,发生明显的传导延迟。胃的前向和逆向运动的存在,可以使食物与消化液在胃内充分搅拌。研究胃运动的前向传导和逆向传导关系及其变化规律可以为胃动力功能检测和疾病诊断提供一种新的评价方法。

胃的运动包括空腹和餐后以及各种环境和刺激因素下的胃肌肉的收缩和松弛。胃的机械活动受电活动的调节和介导。本文采用多通道阻抗胃动力方法对正常胃的研究结果有助于进一步理解和治疗动力紊乱。

　　胃运动是一个空间传导的复杂过程,阻抗胃运动信号中内含的生理病理信息相当丰富,多通道阻抗胃动力检测方法从空间传导的角度研究胃动力,分析阻抗胃动力信息的幅值、频率变化和空间传导关系,有助于建立一种立足体表电极的多通道胃动力评价方法。

第 **7** 章 后 记

本课题构建了一套以采用生物阻抗和同步胃电信号结合,用于胃动力功能检测和评价的专用实验检测和评价系统;并通过一系列相关实验研究,验证了其可行性和有效性;采用电阻抗方法提取胃运动和胃排空信息进行前期探索,并获得成功,显示了研究工作的创新性和临床应用前景。以下是主要的结果和对未来研究发展的展望。

7.1 专用实验系统的建立

通过高性能芯片以及以数据采集系统 ADμC834 为核心的数据采集平台成功地实现了一套数据获取硬件系统。提取阻抗信号的恒流源系统性能稳定,波形可靠,后期电路解调信号可靠、失真度小。而且所设计的系统严格按照医疗仪器标准制作,满足医疗仪器安全性要求。

ADμC834 是一款高性能的数据采集单片机系统,其高达 24 位的精确采样为同时观察基础阻抗信号以及调制在基线上的胃运动信号提供了很好的解决方案。我们称这种技术为数据采集"窗"技术。在 24 位的高位 AD 应用中,我们可以最大范围地观察胃动力基础阻抗信号的变化。它提供了一个很宽的"窗宽",在这个宽度里,能够分析胃内长时程的阻抗变化;很容易地提取胃排空信息;测量胃的半排空时间。还可以测量胃内随胃液分泌等因素引起的胃内电导率变化的具体过程,起到从体表监视胃内环境的作用。与此同时,对于某确定的时刻,可以分析、提取调制在"窗宽"上的蠕动信息,即胃收缩和蠕动信息。胃收缩信号代表了胃的节律性活动,在不同的消化期有不同表现。在消化间期是以 MMC 的往复出现为代表;在消化期是以紧张性收缩为主导。这种信号特征正是反映胃运动的特征,即胃动力的特征。这种运动信号对应于胃的实时蠕动过程,是胃运动的最直观表达形式。结合同步胃电,还可以提取和分析电信号与胃运动机械信号间的机能耦合信息,为胃动力评价提供更加科学、综合的判断依据。所以本研究方法和测量系统提供的信息,不论在量和质的方面均是传统技术所难于相比的。事实上,传统技术仅能提供 1~2 项指标,要么是简单的排空时间,要么是简单的电生理信号。这也是本著作中研究的最大特色,也是显示其临床应用和发展潜力的诱人之处。

7.2 信号处理算法的突破

本研究中主要工作是胃动力信号的提取和分析,其中胃动力信号的提取具有重要的创新性,首次获得了体表无创、可靠的胃运动信号。由于阻抗胃动力信号本身的特点使得信号提取难度很大,现有的一些技术采用了陡直的窄带硬件滤波器,在受到干扰信号时,往往得不到真实的胃运动信号。目前还没有采用信号处理软件技术在胃运动信号提取中完善获取胃蠕动信号的报道,可见到的文献大多集中在消噪、获取排空曲线等初级的信号处理上。目前信号处理理论与方法发展很快,本研究结合信号实际特征和信号处理理论,采用时频分析技术进行胃动力信号处理,运用小波分析方法获得了满足胃动力检测与评价要求的阻抗胃运动及同步胃电信号的提取和分析,良好的效果已在理论仿真和实际应用实验研究中得到证实。

本研究是应用基础研究,所有在理论分析和仿真中实现的算法,都设计成了可执行程序代码。在软件系统上用可视化程序设计语言完成,可以在 Windows XP 平台下稳定运行,是一套实际应用型系统,为以后进入仪器开发和大规模临床应用做好了准备。

7.3 胃动力参数设计

本研究的生理信号有两种:阻抗胃动力信号以及同步胃电。研究工作针对两种信号成功地设计了几十项研究和评价参数。主要包括:胃蠕动信号、功率谱图、动态谱图、排空曲线等图谱参数;功率、幅度、节律、节律比、变异系数等数字参数。各参数的临床应用价值、生理意义,虽然有明确的意义和理论支持,但其代表胃动力功能的有效性和作用还需要后续研究的大量实验和临床应用予以选择、修正和发展。本研究的实验研究已经表明,以上参数中的动态谱、信号时域测量、节律百分比、功率百分比、主频变异系数等在胃动力实验中比较灵敏,在相应的胃动力检测与评价中容易显示出统计学意义。当然限于研究病例和有效的实验设计内容,还需要深入和发展。另一方面,这种信号也应该归属于一种非确定性信号,采用非线性系统提取的某些相关参数或许也具有对生理、病理状态的灵敏反应,有待于以后的研究中继续深入。为此,在系统数据库设计中提供了相应接口和预留了相应的参数发展空间。

7.4 电-机耦合关系的探讨

胃电是胃运动的电活动信号,胃功能具有下位中枢性,类似于心脏的电生理与心脏收缩机制。很多的胃功能性疾病都是在这种激励与效应器失去匹配,不能协调工作下发生。全面评价这种机制离不开对胃电的发生、传播、消失全面研究,也离不开对胃运动的发生、发展、传播、效果全面研究,更离不开对这两个信号相关关系、失耦联位置、强弱进行全面讨论。

本研究的检测实验系统提供了这种研究的基本平台,其具体的生理意义,以及对胃运动机能评价的效果需要在实际应用中大量展开讨论。

检测实验系统提供了阻抗信号和同步胃电的节律分析,在实验中可以观察这两个不同机制信号存在位相差异和波形成分的差异。当然大多数时间它们节律和位相都能保持很好的一致性,在胃动能失调等情况下表现出交叉的相互耦合特性。这种关系可以采用两信号的相关系数来描述,相关系数表达了同步两信号的一致程度。本研究实验发现,对于正常人这个相关系数高达 95% ,而对 FD 病人则有所降低。就像第 4 章中对 FD 病人讨论的那样,在治疗一周后,病人胃电节律恢复而阻抗节律没有明显变化,此时两个信号的相关系数很低。可以预计,如果病人全面康复,其胃电与阻抗信号的节律性会有更为明显的改善和恢复,信号的位相等也将保持更高的一致性。

本研究对胃电和阻抗胃动力信号参数提取采用了相同的运算算法,如果受试者胃电-胃收缩信号的耦合关系出现障碍,会较容易地通过这些参数差异性表现出来。因此相同算法的参数比值也成为鉴别胃动力电-机耦合关系的定量化数值参数了。

7.5 EIT 研究探索

电阻抗断层成像技术(Electrical Impedance Tomography,EIT)可能全面、准确测定消化过程的胃部区域电特性状态,具有功能性判断和形态学判断的巨大优势。同时它具有简便、无创、廉价的优势,也可以对病人进行长期、连续监护。因此可以把胃动力的研究从相对简单的阻抗方法升华为电阻抗断层成像方法。以二维图像的形式无创的、连续地检测胃的运动信号,提取与胃动力学状况相对应的电特性及其变化信息,反映胃的收缩、蠕动及排空过程,从而达到检测与评价胃动力功能的目的。

电阻抗断层成像的原理是根据人体内不同组织在不同的生理、病理状态下具有不同的电阻抗,通过体表电极阵列给人体施加小的安全驱动电流,在体外测量相应电压信号,来重建人体内部的电阻抗分布或其变化的图像。

具体而言,电阻抗成像基本原理如图 7.1 所示。图中的 Ω 表示成像目标体的区域,区域 Ω 包含不同阻抗分布组织。在区域的表面 $\partial\Omega$ 贴放一定数量的电极。通过电流激励单元向成像区域的电极施加一定频率的安全激励交流恒流信号,同时利用电压测量单元测量反映成像区域阻抗的表面电压,通过数据采集单元,将采集到的电压信号经过处理,最后利用计算机依据一定的图像重构算法进行图像重建,得到成像区域内部阻抗图像。

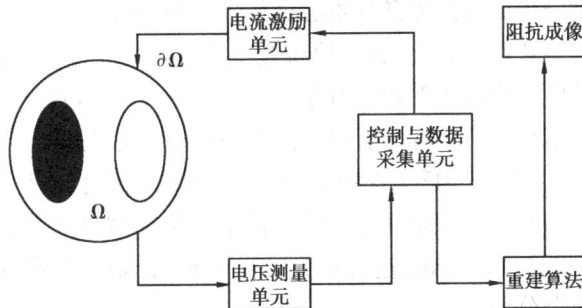

图 7.1 电阻抗成像基本原理图

图像重建中的正问题和反问题的提出和求解是图像重建中的两个关键性的过程。已知模型的几何结构、阻抗分布、激励信号,求解模型内部的电压和电流的分布,这在电场分析中被称为正问题。正问题的求解被称为主演。而反问题指的是根据边界电流和边界电压的测量值,据此求模型内的阻抗分布或阻抗的变化。逆问题的求解过程被称为反演。成像过程的实质就是求解反问题的过程,也就是反演待重建的电性参数。

投影,即电阻抗成像中的正问题(forward problem),就是在已知场域内阻抗分布、电流注入位置、大小的条件下,计算场域内的电位分布,如图7.2所示。正问题的求解实质上就是模拟成像系统的激励和测量过程,因此正问题的研究可为成像系统激励测量的研究提供理论指导。由于反问题求解需要正问题的求解,因此正问题为反问题的求解提供依据和参考。

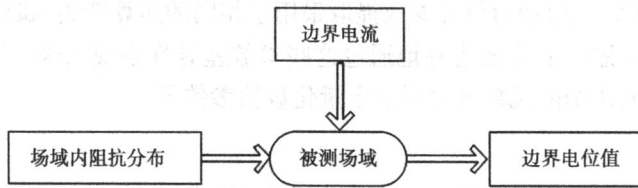

图 7.2　正问题

正问题的研究主要包括求解场域数学描述、模型建立和数学物理求解方法研究等。所谓求解场域的数学描述和模型的建立,指的是建立测量数据和电阻抗或其变化数据的对应关系,测量数据与电阻抗数据的不同的对应关系决定了成像算法的不同和成像的质量优劣。模型建立后,由于反映实际情况的模型通常比较复杂,解析法在实际应用中有较大的局限性,适用于待分析区域的几何形状规则和电导率分布均匀的理想情况,难以找到解析解,而 EIT 成像中涉及的分析区几何形状一般是不规则和不固定的,而且并不知道电导率分布,因此只能采用数值求解方法对边值问题进行求解,得出场域内部和边界上的电压分布、电流密度或磁场分布。常用的数值求解方法包括有限元法和有限体元法等。解 EIT 正向问题的方法有很多,大体可以分为解析法和数值计算法两大类。由于反映实际情况的模型通常比较复杂,难以找到解析解,因此常采用设置求解方法对边值问题进行求解,得出场域内部和边界上的电压分布和电流密度等。常用的数值求解方法有:有限元法(简称 FEM,finite element method)、边界元法(简称 BEM,boundary element method),有限体元法(简称 FVM, finite volume method)等。其中有限元法是求解数学物理问题的一种非常成熟的数值计算方法。

因为有限元法不受分析区域边界形状的限制,它在解决非线性、多媒质问题上,具有独特的优越性。对不同媒质分界面的边界条件不必做单独处理,可以用任意形状的网格分割区域,还可以根据场函数的需要疏密有致地、自如地布置节点,因而对区域的形状有较大的适应性。因此在求解 EIT 正问题中使用最为普遍。有限元法以变分原理为基础,它将连续的求解域离散化为有限单个单元的组合体,这样的组合体能较好的模拟或者逼近求解域。随着单元尺寸的缩小,单元数目的增加,解的近似程度将不断改进。当单元尺寸趋于无限小时,近似解收敛于精确解。有限元方法的基本思想是通过泛函求极值来为非线性方程求解,具体实现是通过"一分一合",分就是先将物体离散化,进行单元特性分析,合则是要形成整体的有限元方程,进而对整体结构进行综合分析。

胃是人体中比较容易提取 EIT 信息的组织与器官之一,在胃的活动期,特别在食物消化期,由于胃的收缩和运动,其形态、体积及内容物组成情况改变较大,相应的电特性变化非常明显,信号较强,信息丰富。

首先,建立一个圆形的仿真模型,近似模仿人体躯干截面的形状。肝、结肠、脾、软骨、胸椎等和胃体位于人体的腹部,其中,胃器官具有较大的活动度。个体间的差异也使得胃体的位置、形态等有一定的变化。并且,胃截面的大小随着食物的消化胃的运动而改变。不同截面,胃体轮廓的边缘不同。为了相对准确的获取边界,选取多个截面图中的最大边缘为轮廓。如图 7.3 中所示,人体断面解剖彩色图。

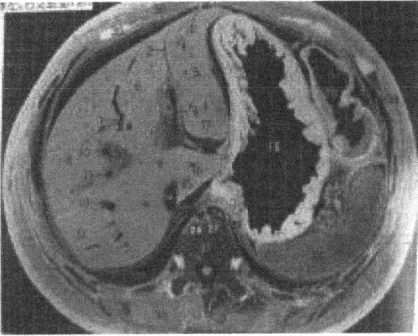

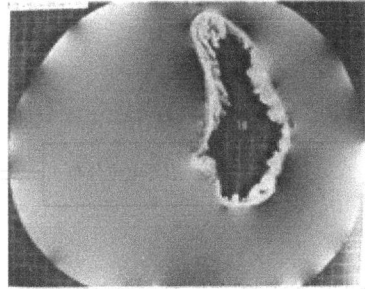

图 7.3   人体断面解剖彩色图   图 7.4   局部区域擦除

先将彩色解剖图变成灰度图像,为后续改变电导率做准备,使电导率的变化可以更直观的显示出来。本文的研究对象是人体解剖截面中的胃部分,所以只要对这个特定区域进行处理,并不需要对整个对象进行处理。利用二值掩膜,选定胃体区域会生成一个与原理图大小相同的二值图像,通过掩模图像就可以实现对胃体区域的选择性处理,如图 7.4 所示,在灰度图像中胃体以外的部分已被擦除。

胃部区域剖分是有限元法最重要的内容之一。剖分就是整个区域被分割成很多小区域,即将连续的求解域离散化为有限单个单元的组合体,如在二维场中,常用三角单元和四边形单元剖分。这样的组合体能较好的模拟或者逼近求解域。随着单元尺寸的缩小,单元数目的增加,解的近似程度将不断改进。当单元尺寸趋于无限小时,近似解收敛于精确解。

本著作中均匀有限元剖分编程实现。以安放十六电极为例,选择剖分层数为 11 层,共 309 个节点、568 个三角形单元、最外层边界 48 个节点。利用有限元可以对胃部区域截面进行自动的三角单元的剖分。

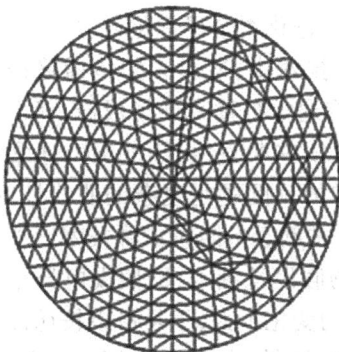

图 7.5   截面胃体有限元剖分模型   图 7.6   ANSYS 有限元网格剖分

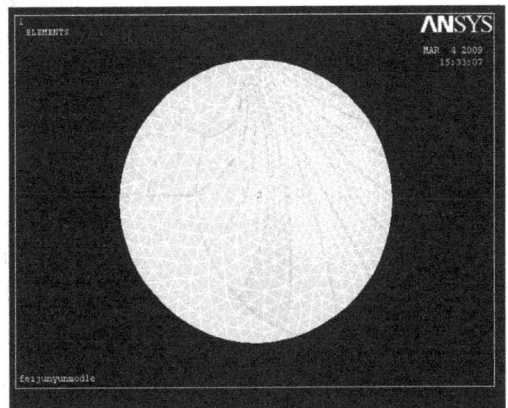

根据解剖截面图像,对重点研究的胃部区域进行进一步细分,使建立的模型更贴近人体实际的断面,对于不同的个体,或胖或瘦,或长或幼,胃体所在的位置不同,截面差异性较大,非均匀模型更具有参照性。同时,非均匀模型相对于均匀模型的轮廓界线更加明显,有利于后面电导率的加载。本文采用有限元分析软件 ANSYS 可以实现模型建立和网格剖分。ANSYS 是专业的有限元剖分软件,可以提供二维的剖分功能,剖分操作简单,速度快。图中整个圆形区域进行三角形单元的剖分,右部偏上网格相对密集的区域即是胃部区域,对其做了进一步细分。

已知区域内电位分布和边界电流激励信号,求生物体模型内部的阻抗分布,称之为 EIT 逆问题,如图 7.7 所示。逆问题的求解也称之为阻抗图像的重构。

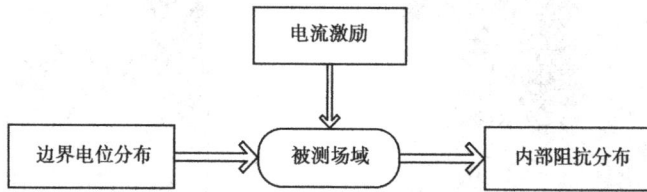

图 7.7　逆问题

图像重构是 EIT 技术的核心,也是关键技术之所在。目前,EIT 有两种不同的图像重建方式,一种是动态成像,一种是静态成像。动态成像是图像重建算法中较早的一类,它是以电阻抗分布的相对值为成像目标,利用两个不同时刻的测量数据,通过图像重建算法来获得这两个时刻电阻抗分布的差值,重构出一幅差分图像。其优点是测量数据中的干扰和噪声信号可以在相减时得到消除,因而它的图像重建算法对测量数据的精度要求不是太高。另外它的计算量一般较小,成像的速度快可以实现实时成像。其缺点是应用范围窄,如果在数据采集的两个时刻电阻抗分布没有变化,则它不能成像。因为它的推导过程是基于电流在同一平面内流动的,所以该类算法难以推广到一般的三维情况,即使在一些特殊情况下的推广,也并不像静态式成像那么直接。常用动态成像算法有反投影法,敏感矩阵法等。其中反投影算法是目前电阻抗成像领域中使用较广泛的方法。它具有重建速度快,抗干扰能力强,没有收敛问题,因此在各种 EIT 系统中广泛采用。本文采用的就是这种算法。

静态成像重建算法的发展则相对较晚一些,它是以电阻抗分布的绝对值为成像目标,利用某一时刻测量的数据,通过图像重建算法直接获得该时刻电阻抗分布的绝对值,重构出一幅真值图像。该类成像算法对系统的测量数据的精度要求高,抗噪声性能较差,成像的速度慢。常用重构算法有修正的牛顿拉夫逊法,一些进化类全局优化方法。

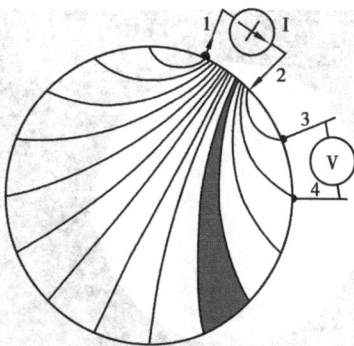

图 7.8　相邻激励下的反投影域

在 X 射线 CT 成像技术中,X 射线的传播路径为直线,因此 X 射线 CT 成像通常被称为硬场成像;而电阻抗断层成像 EIT 中的电流线并非直线,因此 EIT 通常被称为软场成像。软场成像的反问题是复杂的非线性问题,等位线反投影算法是一种动态电阻抗成像技术。线性反投影算法是建立在硬场假设基础上,即假设电导率的变化很小时,敏感场分布的变化不大,于是可以按照硬场的特性,沿着投影域把测量结果反投影回去。原理如

图7.8所示,假设电阻率均匀分布为r,当在电极1和电极2上加激励时,各电极所在的等位线终止于电极1和电极2之间的边界,相邻两条等位线形成了一个投影域,如图中阴影部分所示。类似于X射线的反投影算法,可以认为这一投影域内电阻率的平均变化与相应的等位线间电位差变化成正比。这样,假设电阻率的变化比较小,场内等位线分布可近似地认为不变,则当边界测量 V_i 变为 V_i' 时,如果相应的投影域内的平均电阻率 r_i 变为 r_i',则

$$\frac{r_i'}{r_i} = \frac{V_i'}{V_i} \text{ 或 } r_i' = \frac{V_i'}{V_i}r_i \tag{7.1}$$

这便是反投影过程。如果将所有反投影结果迭加起来,就可以得到一个电阻率的分布轮廓。

当非均匀电阻率分布与均匀电阻率分布相比变化较小时,上式的重建效果较好,反之,(7.1)式的误差要小一些。

动态反投影算法是英国Sheffield大学的Barber教授在1983年第一次提出的,于1990年对其进行修正后,该算法就被很多电阻抗成像研究小组所采用,而且绝大多数电阻抗成像研究小组均采用相邻电极注入电流、相邻电极测量电压。在本论文工作中,同样在相邻电极上注入电流,在相邻电极上测量电压。反投影覆盖矩阵可以根据特定的剖分结构生成。本文用仿真计算的方法求反投影矩阵。首先对胃部区域进行剖分,生成单元网格,然后用有限元方法计算各个电极对激励时场内所有节点的电位,再根据每次激励时各个电极的电位,将各个单元按照其节点电位,划归到相应的测量电极对的投影域,生成投影覆盖矩阵。比如,第 i 个电极对激励时,求得场内的节点电位分布 ϕ,同时计算各电极上的电位 p_1, $p_2,\cdots,p_n$,如果第 m 个单元的节点电位在 p_k 和 p_{k+1} 之间,则将单元 m 划归于第 i 电极对激励时的第 k 个投影域。因为场内所有节点的电位都处于激励电极对的电位之间,所以不可能存在某个单元不属于任何一个投影域。对边界电极的测量,不包括激励电极上的测量,因而,对于 n 个电极的系统,有 n 个激励电极对,但是每次激励只有 $n-3$ 个测量电极对,有3个电极对所覆盖的单元不参加反投影计算。

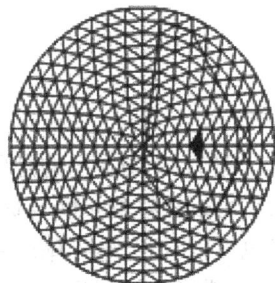

图7.9 位置不变,区域不变,电导率变化

以下结果是使用反投影算法进行胃部区域图像重构结果。当场域内目标位置不变,且区域相同时,如图7.9所示。改变电导率的大小,重建图像如图7.10所示。其中图(a)为电导率大小为1时的重建图像;图(b)为电导率大小为85时的重建图像;图(c)为电导率大小为170时的重建图像;重建结果以灰度图的形式显示。可以看出,重建图像不但可以很好的反映目标所在的位置,而且反映出场域内电导率越大,重建图像越明显。

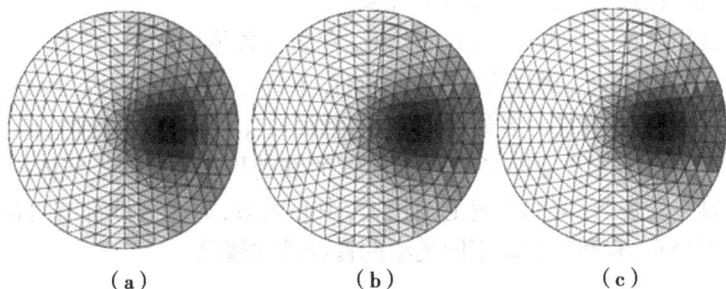

(a)　　　　　　　(b)　　　　　　　(c)

图7.10 位置不变,区域不变,电导率变化时重建图像

在胃体轮廓内,设置电导率变化区域由小变大,可以观察到对应于电导率区域的变化,投影也有变化。如图7.11所示。图(a)中电导率变化区域只有2个三角形单元,图(b)有6个单元,图(c)中有10个单元,逐次增大;图(d)、(e)、(f)分别是其上方对应于(a)、(b)、(c)三图的投影。重建图像不但可以较好的反映目标所在的位置,而且可以反映出场域内电导率改变区域面积大小的变化。但是只有通过仔细的比较才能发现它们间的差别。

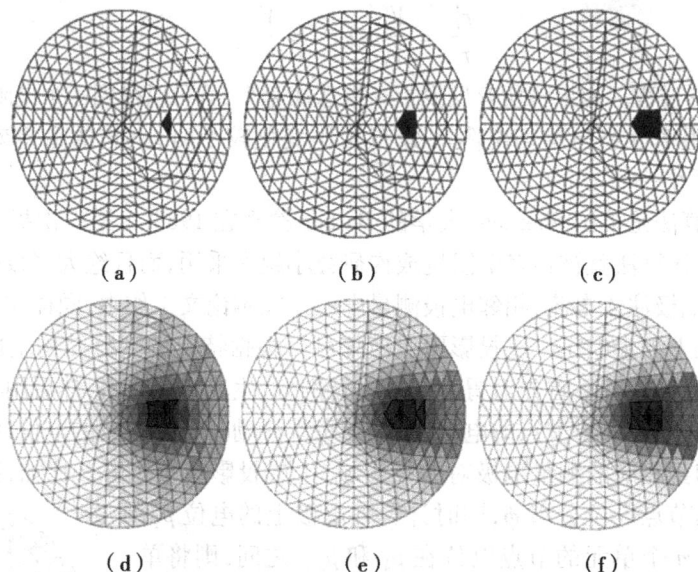

（a）　　　　　　　　（b）　　　　　　　　（c）

（d）　　　　　　　　（e）　　　　　　　　（f）

图7.11　场域内电导率变化区域扩大及其投影

图7.12中显示的是胃体场域内不同区域电导率改变及其投影情况。可以看到重建图像虽然可以很好的反映目标所在的位置,但对电导率的改变靠近边缘处比靠近中心处明显。同时也可以看到,电导率改变区域靠近场域的中心时,重建的图像虽然可以对目标进行准确定位,但投影有拖尾现象,而且中心的拖尾现象明显好于边缘处。

胃的运动和排空是一个复杂的电活动-机械收缩和传导的过程。如果将以上所研究的位置不变,电导率区域变化的情况看作一个连续的动态过程,其变化的重构图像在时间上叠加,或者说对相应的反投影图像进行积分处理,那么从连续的多幅投影画面中,可以观察目标内容物的逐渐变化,在同一个截面位置上内由少变多或由多变少的情况。这个过程其实也就是胃体内容物在胃中某个断面的蠕动和消化的过程,反应了胃蠕动和排空的情况,如果不间断的连续查看胃部区域重构图像几分钟,对比胃运动的频率每分钟2~4次,可以进一步评价胃动力情况,判断是否存在胃运动过速或者过缓的现象。

当摄入不同食物类型,比如液体或者固体时,食物在胃体内存留的位置是不同的,因为固体和液体胃排空方式不相同。固体食物主要先储存于胃底,然后与胃内分泌物混合并由胃窦的收缩将食物研碎,由于存在储存及研碎的过程,从而较非固体食物胃排空滞后,通常80%的液体通过幽门后固体食物才开始排空,并形成近乎直线的胃排空曲线。液体排空的速度较快,而固体相对来说排空较慢,存留的位置范围较大,中心区域,边缘区域都有可能。以上讨论的多种情况的电导率分布,有利于判断不同类型的食物排空情况。

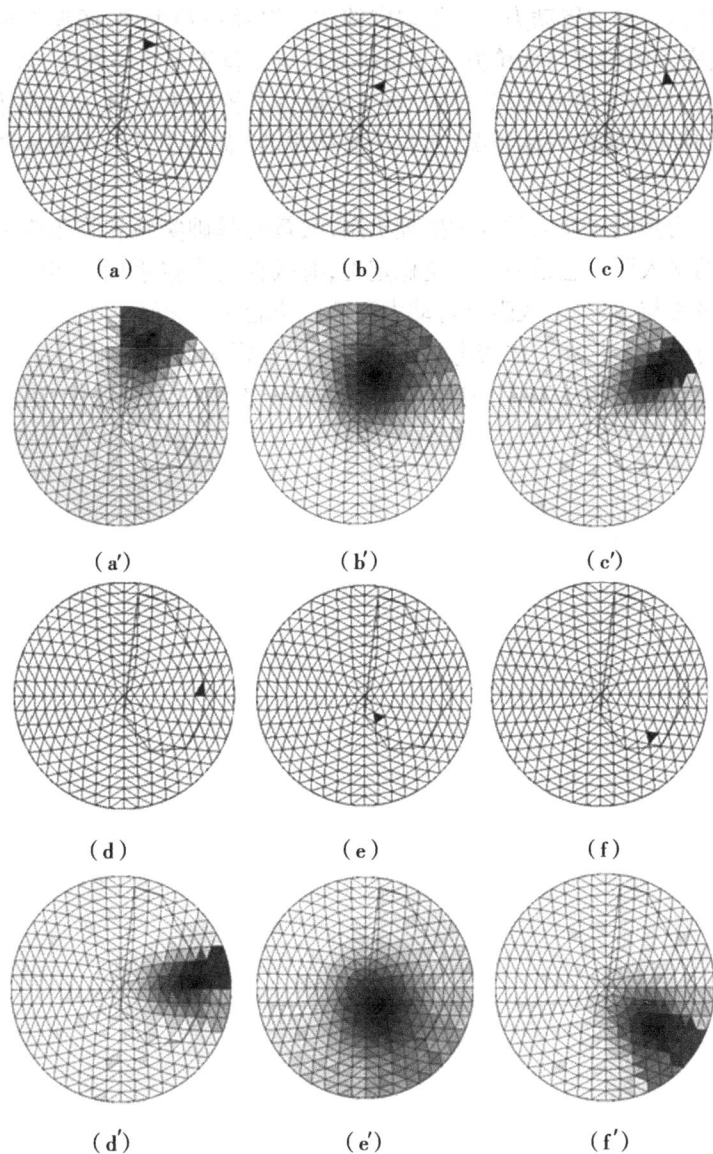

图 7.12 胃体场域内不同区域电导率改变及其投影情况

7.6 展 望

在全面分析、研究了国内外胃动力学检测方法现状与发展动态的基础上,本研究提出应基于电-机复合系统的高度,认识胃的电活动,胃收缩与胃排空等环节的联系、变化和因果关系。鉴于,一种准确、有效的胃动力学检查和评价方法应能完整提取电-机过程信号、并分析和评价整个电-机复合过程中的胃动力学状态及其变化信息。

胃动力评价研究是一项需要长期进行,不断深化研究的,复杂性较高的课题。因为胃动力包括了电起搏-引导-收缩-传导与控制-排空等,从电活动到机械收缩,覆盖了消化期,消化间期不同特征的复杂过程。加上胃动力信息提取中的难点以及各种生理、病理因素对胃动力的影响,目前还没有较完善的检测与评价方法。本研究的重点首先是信号处理,第二是实验方法设计。信号处理方面,本研究通过采用时频分析技术取得了较好效果,本文也在第4章的实验中进行了探讨,限于时间和临床具体情况,实验还是初步的,有待于进一步深入和发展。今后的工作展望包括:

①实验研究。为阐明胃动力的复杂生理机制,大量的基础实验和临床应用研究需要深入发展。实验研究的深入同时也是检验系统稳定性,有效性的直接手段。实验研究需要吸收更多的临床科研人员参与,希望形成阻抗胃动力评价胃功能的临床研究热点。

②技术上还可进一步拓展。体表电极的设置会严重影响研究结果,下一步需要扩展多通道技术以获取整体胃运动在体表上的投影,从而更利于胃动力综合评价,更利于胃运动电活动-机械收缩关系的研究。

附　录

附录一　设备整机图及定标模块

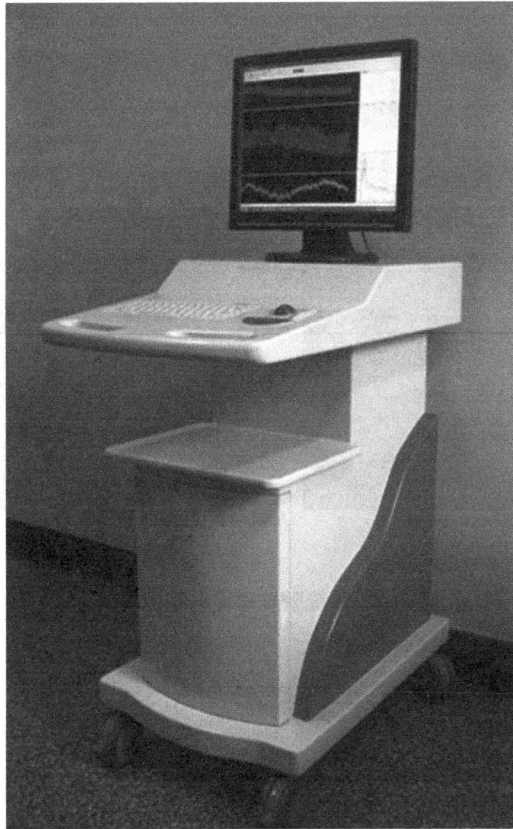

附图 1　推车式胃阻抗和同步胃电检测系统

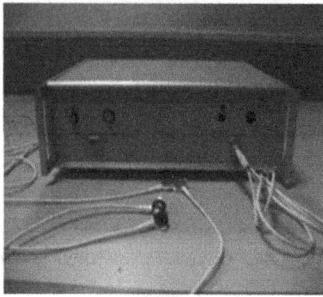 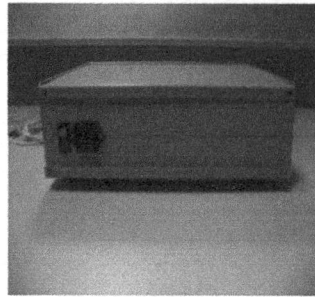

（a）前面板 （b）后面板

附图2 台式胃阻抗和同步胃电检测系统

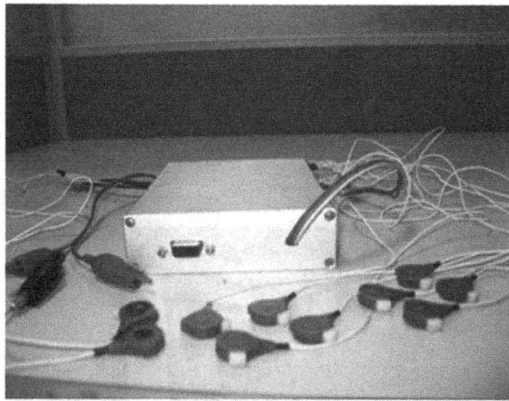

附图3 四通道阻抗胃动力信息检测系统

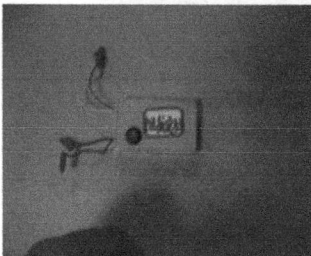 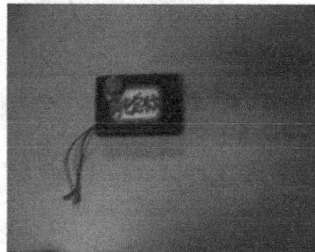

（a）阻抗定标 （b）胃电定标

附图4 系统阻抗和胃电定标模块

附录二 配套系统使用注意事项

1. 软件系统概况

"基于电阻抗信息的胃动力检测和评估软件系统"介绍

"基于电阻抗信息的胃动力检测和评估软件系统"简称"胃动力测试系统"是一套用于辅

助诊断胃动力疾病的设备,它可以记录,存储,处理和诊断胃的运动信息。

胃运动的信息是在餐前、餐后某个适当的时间,通过置于人体体表的电极测得。这些信息经过随后的处理分析就可以得到胃运动功能信息。

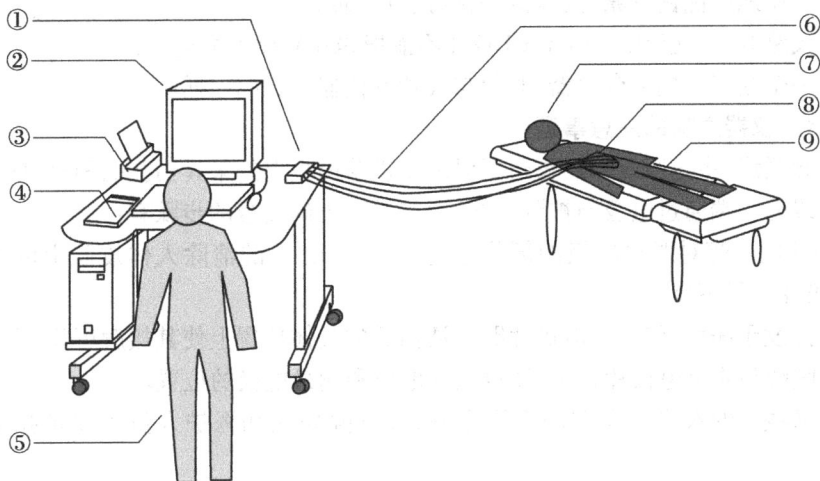

①基于电阻抗信息的胃动力检测和评估信号处理硬件盒;②电脑;③打印机;
④系统使用手册;⑤操作者;⑥导连线;⑦患者;⑧电极;⑨实验床

测量时获取的大量信息在经过"胃动力测试系统"分析处理后,获得了许多有用信息,可以帮助医生等操作人员对患者进行胃动力疾病的评估。使用该系统的基本流程如下:

首先,对于患者的信息,软件中将有一个数据库进行存放和查询。对于这个问题,本书在第3章已作详细的操作说明,请查阅。

测量前,做好准备工作,将系统设备与电脑连接,让患者平躺在操作床上,然后将电极放置在患者身体表面,接线的连接和电极放置的具体位置,在前已叙述,不再详细说明。

打开基于电阻抗信息的胃动力检测和评估软件系统设备电源,在前已叙述,注意事项不再详细说明。

打开"基于电阻抗信息的胃动力检测和评估软件系统",开始对数据进行采集,保存,处理以及通过这些数据判断患者的胃动力情况,具体操作请参见本书第3章。

2.注意事项

2.1 系统需求

系统需要 Borland 数据库引擎(DBE),如果系统安装有 DELPHI,就已经具备 DBE。

2.2 系统数据库操作

数据库操作包含建立病例、浏览病例。一般实验前可以填写本次实验的实验者基本信息,至少填写实验者姓名。其余可填写可以不填写。数据库中字段的具体含义可以参考软件系统目录下的《技术文档》文件的描述。

2.3 信号采集一般要求

信号采集首先进行端口测试,再进行信号采集。端口测试不成功时,请修改串口号。实验方法一般是,餐前餐后实验(上午空腹),餐前信号采集时间大于9分钟,餐后信号采集时间可以为20~30分钟,用餐或者饮水时请点击"就餐"图标,餐后继续实验时,再点击"采集"图标。采集完信号后,请保存。

2.4 外接电源的注意事项

①配电盒质地应优良可靠,接地良好,插接应牢靠。

②供电线路要求:交流电 220 V ±10%(不能把 380 V 接入配电盒)。

③避免一个插座安插多台仪器,避免与大功率仪器接在同一插座。

2.5 启动仪器之前的注意事项

①取出导联线,将导联线的插头凸面对准主机前面板上的采集插孔的凹槽,插入即可。

②导联线另一端通过电极与被测人体进行连接,正确连接的步骤有:

a. 用75%的乙醇对摆放电极的部位进行表面清洁,目的清除人体皮肤上的角质层和汗渍,防止电极片接触不良。

b. 乙醇挥发干净后,将4个电极片贴到清洁后的具体位置上使其接触可靠,不致脱落。

c. 将导联线与4个电极片扣好,注意激励电极和测量电极的位置。

d. 将导联线上的衣襟夹夹在病床固定好,并叮嘱病人和医护人员不要扯拉电极线和导联线。

③请务必连接好地线,这将对波形的正常显示起到非常重要的作用。

④请将仪器远离有电磁干扰的设备,仪器避免与潮湿或者腐蚀性的物品接触,周围环境应无尘埃及有害气体。

2.6 检测前注意事项

①停服药物两天以上;

②1~2 天禁食烟、酒、辛辣、油腻或其他刺激性食物;

③空腹6 小时以上;

④避免重体力劳动、吸烟和紧张的精神活动;

⑤安静仰卧5~10 分钟;

⑥电源要稳压、仪器接地要良好,Ag-AgCl 电极乏极化要可靠;

⑦注意仪器使用的准确性,排除一切伪迹干扰及咳嗽、深呼吸等影响因素。

2.7 测试时的注意事项

①避免移动仪器,以及电极线。

②嘱患者注意电极及其他无线电波的干扰(移动电话等)。

③测试中患者应该保持舒适体位,减少运动所致误差,检查过程中应避免交谈或移动体位。

参考文献

[1] 周吕,等. 肠胃动力学——基础与临床[M]. 北京:科学出版社,1999.

[2] 许彬,袁耀宗. 舒斯特胃肠动力学[M]. 上海:上海科学技术文献出版社,2003.

[3] Cannon WB. The movements of the stomach studied by means of the Roentgen rays [J]. Physiol,1898,1:359-82.

[4] Griffith GH, Owen GM, Kirkman S. Measurement of rate of gastric emptying using chromium-51[J]. Lancet,1966, 1:1244-1245.

[5] 郭宝生,赵英华,郭振彬,等. 二维超声对胃排空的检测[J]. 中国超声诊断杂志,2004,5(4):253-255.

[6] 吴波,杨忠伟,黄雪霞. 超声同步检测正常人远端、近端胃排空运动的研究[J]. 中国医学影像学杂志,2005,13(3):212-213.

[7] 潘国宗,曹世植. 现代胃肠病学(上册)[M]. 北京:科学出版社,1994.

[8] 黄晓卿,陈凌. 体表胃电干扰及消除方法的研究[J]. 福建中医学院学报,2004,14(3):29-31.

[9] 罗杰,宁爱军. 基于虚拟仪器技术的胃电检测分析系统的研制[J]. 微计算机应用,2004,25(6):716-721.

[10] Liang J, Chen JD. What can be measured from surface electrogastrography: Computer simulations[J]. Digestive Diseases and Sciences,1997,42(7):1331.

[11] Liang J, Edward C, Zhang M, etal. Development of gastric slow waves in preterm infants measured by electrogastrography[J]. American Physiological Society,1998, G503-G508.

[12] Chen JD, Zou XP, Lin XM, etal. Detection of gastric slow wave propagation from the cutaneous electrogastrogram[J]. American Physiological Society,1999,99:424-430.

[13] Chen JD, Lin ZY, McCallum R. W, etal. Noninvasive feature-based detection of delayed gastric emptying in humans using neural networks [J]. Biomedical Engineering, IEEE Transactions on,2000,47(3):409-412.

[14] Wang ZS, Chen JD. Blind Separation of Slow Waves and Spikes from Gastrointestinal Myoelectrical Recordings[J]. IEEE Transaction on Information Technology in Biomedicine,2001,5(2):133-137.

[15] Chen JD, Lin ZY, Edmunds M, etal. Effects of octreotide and erythromycin on gastric myoelectrical and motor activities in patients with gastroparesis[J]. Digestive Diseases and Sciences,1998,43(1):80.

[16] Chen JD, Lin XM, Zhang M, etal. Gastric myoelectrical activity in healthy children and children with functional dyspepsia [J]. Digestive Diseases and Sciences, 1998, 43 (11):2384.

[17] Levannon D, Zhang M, Chen JD. Efficiency and efficacy of the electrogastrogram[J]. Digestive Diseases and Sciences, 1998, 43(5):1023.

[18] Levannon D, Zhang M, William C, etal. Effects of meal volume and composition on gastric myoelectrical activity[J]. American Physiological Society,1998, 98:G430-G434.

[19] Lin XM, Levanon D, Chen JD. Impaired postprandial gastric slow waves in patients with functional dyspepsia[J]. Digestive Diseases and Sciences,1998, 43(8):1678.

[20] Ching-Liang Lu, Pam M, Zou XP, etal. Gastric Myoelectrical Activity in Patients With Cervical Spinal Cord Injury[J]. Gastroenterology,1998, 93(12):2391-2396.

[21] Chen JD, Ke MY, Lin XM, etal. Cisapride provides symptomatic relief in functional dyspepsia associated with gastric myoelectrical abnormality[J]. Aliment Pharmacol Ther, 2000, 14:1041-1047.

[22] Hou XH, Li QX, Zhu LR, etal. Correlation of Gastric Liquid Emptying with Various Thresholds of Sensation in Healthy Controls and Patients with Functional Dyspepsia[J]. Digestive Diseases and Sciences, 2004, 49(2):188-195.

[23] Sun LX, Li JW, Howard A. Neuronally expressed stem cell factor induces neural stem cell migration to areas of brain injury[J]. The Journal of Clinical Investigation, 2004, 113(9):1364-1374.

[24] Lin XM, Mark HM, Leroy S, etal. Impaired gastric myoelectrical activity in patients with chronic renal failure[J]. Digestive Diseases and Sciences,1997, 42(5):898.

[25] Xu XH, Romeo. A. Mandanas, Lin XM, etal. Impaired Gastric Slow Wave Rhythmicity in Patients After Bone Marrow or Stem Cell Transplant[J]. Digestive Diseases and Sciences, 2002, 47(8):1746-1751.

[26] Xu XH, Qian LW, Chen JD. Anti-Dysrhythmic Effects of Long-Pulse Gastric Electrical Stimulation in Dogs[J]. Digestion,2004,69:63-70.

[27] Lei Y, Zhu HB, Xing JH, etal. Rectal Distension Modulates Canine Gastric Tone and Accommodation[J]. Digestive Diseases and Sciences, 2005, 50(11):2134-2140.

[28] Liu JS, Wang LJ, Chen JD. Cross-talk along gastrointestinal tract during electrical stimulation:effects and mechanisms of gastric/colonic stimulation on rectal tone in dogs[J]. Am J Physiol Gastrointest Liver Physiol, 2005, 288:1195-1198.

[29] Ching-Liang Lu, Chih-Yen Chen, Jing-Chyuan Luo, etal. Impaired gastric myoelectricity in patients with chronic pancreatitis:Role of maldigestion [J]. World Journal of Gastroenterology, 2005, 11(3):372-376.

[30] Sun Y, Chen JD. Gastric electrical stimulation reduces gastric tone energy dependently[J]. Scandinavian Journal of Gastroenterology,2005, 40:1-6.

[31] Xing JH, Chen JD. Reproducibility of gastric tone, compliance and gastric commodation assessed with barostat in conscious dogs[J]. Neurogastroenterol Motil,2005,17:83-88.

［32］Xu X, D. L. Brining, Chen JD. Effects of vasopressin and long pulse-low frequency gastric electrical stimulation on gastric emptying, gastric and intestinal myoelectrical activity and symptoms in dogs［J］. Neurogastroenterol Motil,2005,17：236-244.

［33］Xu XH, Doug Brining, Asad Rafiq , etal. Effects of enhanced viscosity on canine gastric and intestinal motility［J］. Journal of Gastroenterology and Hepatology,2005, 20:387-394.

［34］Yao SK, Ke MY, Wang ZF, etal. Visceral Sensitivity to Gastric Stimulation and its Correlation with Alterations in Gastric Emptying and Accommodation in Humans［J］. Obesity Surgery, 2005,15:247-253.

［35］Ouyang H, Yin J, Zhu H, etal. Effects of gastric electrical field stimulation with long pulses on gastric emptying in dogs［J］. Neurogastroenterol Motil,2003, 15:409-416.

［36］Ouyang H, Yin JY, Chen JD. Therapeutic Potential of Gastric Electrical Stimulation for Obesity and Its Possible Mechanisms A Preliminary Canine Study［J］. Digestive Diseases and Sciences,2003,48(4):698-705.

［37］Qian LW, Pankaj Jay Pasricha, Chen JD. Origins and Patterns of Spontaneous and Drug-Induced Canine Gastric Myoelectrical Dysrhythmia［J］. Digestive Diseases and Sciences, 2003,48(3)： 508-515.

［38］Ouyang H, Yin JY, Wang ZS, etal. Electroacupuncture accelerates gastric emptying in association with changes in vagal activity［J］. Am J Physiol Gastrointest Liver Physiol,2002, 282:390-396.

［39］Qian LW, William. C. Orr, Chen JD. Inhibitory Reflexive Effect of Rectal Distension on Postprandial Gastric Myoelectrical Activity［J］. Digestive Diseases and Sciences,2002,47 (11):2473-2479.

［40］Qian LW, Lin XM, Chen JD. Normalization of atropine-induced postprandial dysrhythmias with gastric pacing［J］. American Physiological Society, 1999, 99:387-392.

［41］Qian LW, Larry J, Chen JD. Effects of electroacupuncture on gastric migrating myoelectrical complex in dogs［J］. Digestive Diseases and Sciences,1999, 44(1):56.

［42］Qian LW, Peters L, Chen JD. Postprandial response of jejunal slow waves and mediation via cholinergic mechanism［J］. Digestive Diseases and Sciences,1999,44(8):506.

［43］Besherdas K, Leahy A, Mason I, etal . The effect of cisapride on dyspepsia symptoms and the electrogastrogram in patients with non-ulcer dyspepsia［J］. Aliment Pharmacol Ther,1998, 12:755-759.

［44］Xu XH, Qian LW, Chen JD. Anti-Dysrhythmic Effects of Long-Pulse Gastric Electrical Stimulation in Dogs［J］. Digestion, 2004,69:63-70.

［45］Xu XH, Wang ZS, James H, etal. Is There a One-to-One Correlation Between Gastric Emptying of Liquids and Gastric Myoelectrical or Motor Activity in Dogs［J］. Digestive Diseases and Sciences,2002, 47(2)： 365-372.

［46］柯美云,周吕. 胃电图检查及其评判标准(试行)［J］. 基础医学与临床,2001,21:112.

［47］柯美云,周吕. 胃电图检查及其评判标准(草案)［J］. 中华内科杂志,2000,39(3):211.

［48］柯美云,周吕. 胃电图检查及其评判标准(草案)［J］. 中华消化杂志,2000,20(6):401.

[49] 柯美云,蓝宇,周吕.中华医学会全国胃电图学术会议纪要[J].中华内科杂志,2000,39 (3):202-203.

[50] 吕景新.人体的电阻抗图[M].北京:科学出版社,1987.

[51] Frerichs I. Electrical impedance tomography (EIT) in applications related to lung and ventilation: a review of experimental and clinical activities[J]. Phys Meas, 2000, 21: R1-R21.

[52] Halter RJ, Hartov A, Paulsen KD. Design and implementation of a high frequency electrical tomography system[J]. Phys Meas, 2004, 25:379-390.

[53] Kusuhara T, Nakamura T, Shirakawa Y, etal. Parameter analysis of impedance pharyngography (IPG) for assessment of swallowing function[J]. Sys Comput Japan,2006, 37:20-27.

[54] Yamamoto Y, Nakamura T, Seki Y, etal. Neck electrical impedance for measurement of swallowing[J]. Elec Eng Japan,2000,130:35-44.

[55] Mizuno M, Yamamoto Y, Akashi K, etal. The study of videofluorography and impedance waveforms[J]. Comp Res Aging Health,1994, 6:100-103.

[56] Sopade, PA, Halley PJ, Cichero, etal. Rheological characterization of food thickeners marketed in Australia for the management of dysphagia[J]. J Food Eng, 2007, 79:69-82.

[57] Smith CH, Logemann JA, Burghardt WR, etal. Oral sensory discrimination of fluid viscosity [J]. Dysphagia, 1997, 12:68-73.

[58] 李雅兰,王小平,彭雪梅.应用胸电生物阻抗法观察丙泊酚静脉麻醉对血流动力学的影响 [J].暨南大学学报:自然科学与医学版,2007,28(2):179-182.

[59] 李轶男,周立新,温伟标.胸电生物阻抗法无创血流动力学监测仪在心力衰竭中的临床应 用[J].中国急救医学,2006,26(9):702-703.

[60] 陆骏,刘长文,朱克毅.生物阻抗法与热稀释法测心排血量的比较[J].现代中西医结合 杂志,2006,15(18):2458-2459.

[61] 徐建设,陈恒星,陈辉.依托咪酯对高龄和休克病人全麻诱导血液动力学的影响[J].第 一军医大学学报,2005,25(8):1060-1061.

[62] 陈宏,李非,杨磊,等.应用胸腔阻抗法评估手术和麻醉对患者血流动力学的影响[J].中 国危重病急救医学,2004,16(3):172-174.

[63] 王超,郎健,王化祥.用于生物阻抗测量的混频激励电流源[J].计量学报,2006,27(4): 392-396.

[64] 王超,王湘崙,孙宏军.用于生物阻抗测量的双反馈电流源研究[J].生物医学工程学杂 志,2006,23(4):704-707.

[65] 王超,章晓丽,刘俊霞,等.基于虚拟仪器的混频生物阻抗测量系统[J].北京:北京理工 大学学报,2006,26(1):53-56.

[66] 王超,王化祥.基于虚参考点的生物阻抗测量方法[J].天津大学学报:自然科学与工程 技术版,2005,38(4):352-355.

[67] 刘宝华.高灵敏度生物阻抗检测系统的设计[J].计量学报,2002,23(4):311-314.

[68] 张连珍,刘建民,赵红燕.生物阻抗分析法和双能X线吸收法测定体脂成分的相关性和

一致性[J]. 上海医学,2004,27(4):266-267.

[69] 史亚军,邓亲恺. 人体脂肪测量新方法研究[J]. 中国医学物理学杂志,2002,19(3):188-189,192.

[70] 王华峰,邓小刚. 一种新型人体脂肪测量仪的研制[J]. 中国仪器仪表,2001(5):8-10.

[71] 吴润泽,高小榕. 多路独立人体阻抗测量和信号分析[J]. 航天医学与医学工程,2001,14(6):428-433.

[72] 张锋,蒋大宗. 以阻抗法实现胃运动功能的测量[J]. 中国医疗器械杂志,2001,25(4):209-212.

[73] Akin A,Sun HH. Non—invasive gastric motility monitor:Fast electro gastrogram (rEGG)[J]. Physiol Meas,2002,23(3):505-519.

[74] 赵瑞珍,郑建勇,宋国乡. 小波变换方法检测胃动力[J]. 西安:第四军医大学学报,2001,22(18):1700-1703.

[75] Wang ZS, Cheung JY, Chen JD. Blind separation of multichannel electrogastrograms using independent component analysis based on neural network[J]. Med Biol Eng Comput,1999,37(1):80-86.

[76] 续秀忠,张志谊,华宏星,等. 结构时变模态参数辨识的时频分析方法[J]. 上海交通大学学报,2003,37(1):122-126.

[77] 季忠,秦树人,彭丽玲. 基于匹配跟踪的脑电睡眠纺锤波的时频分析[J]. 上海交通大学学报. 2003,37(9):1460-1463.

[78] Comon P. Independent component analysis:a new concept?[J] Signal Processing, 1994,36(3):287-314.

[79] Lee T-W, Michael S, Girolami M, etal. Blind source separation of more source than mixtures using overcomplete representations[J]. IEEE Signal Processing Letters, 1999, 6(4):87-90.

[80] Hyvärinen A, Oja E. Independent component analysis:algorithm and application[J]. Neural Network, 2000, 13:411-430.

[81] Hyvärinen A. New approximations of differential entropy for independent component analysis and projection pursuit[J]. Advances in Neural Information Processing System, 1998, (10):276-279.

[82] Lee T-W, Girolami M, Sejnowski TJ. Independent component analysis using an extended infomax algorithm for mixed sub-gaussian and super-gaussian sources [J]. Neural Computation. 1999, 11(2):417-441.

[83] Li Zhangyong, Wang Wei, Wei Jinmin. ICA and Wavelet Transform to Separate Atrial Fibrillation Wave[J]. Proceedings of the 4th International Conference on Impulsive and Hybrid Dynamical Systems,2007,2373-2376.

[84] 李章勇,刘圣蓉,谢正祥. 利用小波变换提取和分析心动周期信号中子信号[J]. 重庆邮电学院学报(自然科学版),2006,18(1):130-133.

[85] Li Zhangyong, Li Biao, Wei Jinmin. Extracting And Analyzing Sub-Signals In Heart rate variability[J]. Colloids and Surfaces B:Biointerfaces,2005,(42):131-135.

[86] 李章勇,谢正祥. 运用独立分量分析提取兔体感诱发电位[J]. 航天医学与医学工程,

2005,18(2):112-116.

[87] 李章勇,谢正祥.心动周期信号中独立成份的分离[J].生物医学工程学杂志,2004,22(3):401-405.

[88] 李建平,田逢春,曾理,等.小波分析与信号处理—理论、应用及软件实现[M].重庆:重庆出版社,1999,1-147.

[89] 李建平,唐远炎.小波分析方法的应用[M].重庆:重庆大学出版社,1999,3-30.

[90] Tzelepi A, Bezerianos T, Bodis WI. Functional properties of sub-bands of oscillatory brain waves to pattern visual stimulation in man[J]. Clin-Neurophysiol, 2000, 111(2):259-269.

[91] Harrop JD, Taraskin SN, Elliott SR. Instantaneous frequency and amplitude identification using wavelets: application to glass structure[J]. Phys-Rev-E-Stat-Nonlin-Soft-Matter-Phys, 2002, 66(2):0236703.

[92] Senkowski D, Herrmann CS. Effects of task difficulty on evoked gamma activity and ERPs in a visual discrimination task[J]. Clin-Neurophysiol, 2001, 113(11):1742-1753.

[93] Parraga A, Zaro MA, Schuck A. Quantitative assessment of the use of continuous wavelet transform in the analysis of the fundamental frequency disturbance of the synthetic voice[J]. Med-Eng-Phys, 2002,24(7-8):553-559.

[94] Ahmeda SM, Abo ZM. A new hybrid algorithm for ECG signal compression based on the wavelet transformation of the linearly predicted error[J]. Med-Eng-Phys, 2001,23(2):117-126.

[95] Bullmore E, Long C, Sucking J, etal. Colored noise and computational inference in neurophysiological (fMRI) time series analysis: resampling methods in time and wavelet domains[J]. Hum-Brain-Mapp, 2001, 12(2):61-78.

[96] Li ZY, Yu JH, Xiang TY, etal. Extracting and analyzing Sub-signals in heart period signal[J]. Proc. of the third international conference on wavelet analysis and its application, 2002, 1(1):309-315.

[97] Labat D, Ababou R, Mangin A. Introduction of wavelet analyses to rainfall/runoffs relationship for a karstic basin: the case of Licq-Atherey karstic system[J]. Ground-Water, 2001,39(4):605-615.

[98] Yi G, Hnatkova K, Mahon NG, etal. Predictive value of wavelet decomposition of the signal-averaged electrocardiogram in idiopathic dilated cardiomyopathy[J]. Eur-Heart-J, 2000,21(12):1015-1022.

[99] 周云波.ICL8038扫频信号发生器[J].现代电子技术,2003,17:37-38,49.

[100] 曹茂永,王霞,孙农亮.仪用放大器AD620及其应用[J].电测与仪表,2000,37(418):49-52.

[101] 王幸之,王雷,翟成,等.单片机应用系统抗干扰技术[M].北京:北京航空航天大学出版社,2000:62-64.

[102] 王伟,李章勇.动态心电监护仪中心电信号采集与无线收发系统的设计[J].重庆邮电学院学报,2006,18(1):72-74.

[103] 刘圣蓉,李章勇,任超世,等.胃炎患者的胃动力功能评价[J].中国医学物理学杂志,

参考文献

2009,26（3）,1224-1227.

[104] 衣红梅. 探讨糜烂性胃炎的临床联合治疗疗效与方法［J］. 临床研究,2008,17（14）,152.

[105] 赵海霞,武建. 浅谈主成分分析方法［J］.科技信息.

[106] 鲁生霞. 主成分分析及其在动物遗传育种中的应用［J］.青海畜牧兽医杂志,2003,33（5）.

[107] Hyvärinen A, Oja E. Independent component analysis: algorithm and application［J］. Neural Network, 2000, 13:411-430.

[108] Hyvärinen A. New approximations of differential entropy for independent component analysis and projection pursuit［J］. Advances in Neural Information Processing System, 1998,（10）:276-279.

[109] Lee T-W, Girolami M, Sejnowski TJ. Independent component analysis using an extended infomax algorithm for mixed sub-gaussian and super-gaussian sources ［J］. Neural Computation, 1999, 11（2）:417-441.

[110] Bell AJ, Sejnowski TJ. An information-maximization approach to blind separation and blind deconvolution［J］. Neural Computation,1995, 7（6）:1004-1034.

[111] A. Hyvärinen E. Oja. A Fixed-Point Algorithm for Independent Component Analysis［J］. Neural Computation,1997, 9（7）:1483-1492.

[112] Hyvärinen A. Fast and robust fixed-point algorithms for independent component analysis ［D］. IEEE Trans, On Neural Network, 1999, 10（3）:626-634.

[113] S. Amari, A. Cichochi, H. H. Yang. A New Learning Algorithm for Blind Signal Separation ［J］. Advances in Neural Information Processing Systems, MIT PRESS, Cambridge MA, 1996,757-763.

[114] Hyvärinen A, Oja E. One-unit learning rules for independent component analysis［J］. Advances in neural information processing systems 9, 1997, 480-486.

[115] Hyvärinen A, Oja E. Simple neuron models for independent component analysis［J］. Neural System, 1996, 7（6）: 671-687.

[116] A. Hyvärinen. The Fixed-Point Algorithm and Maximum Likelihood Estimation for Independent Component Analysis［G］. Neural Processing Letters,1999, 10（1）: 1-5.

[117] Bingham E, Hyvärinen A. A fast fixed-point algorithm for independent component analysis of complex valued signals［J］. International Journal of Neural System, 2000, 10（1）: 1-8.

[118] Bingham E, Hyvärinen A. Fast and robust deflationary separation of complex valued signals ［G］. Proc. X European Signal Processing Conference, 2000, 23-26.

[119] Vetter R, Virag N, Vesin JM, etal. Observer of autonomic cardiac outflow based on blind source separation of ECG parameters［J］. IEEE Trans, On Biomedical Engineering, 2000, 47（5）:578-582.

[120] Vetter R, Vesin JM, Celka P, etal. Observer of the human cardiac sympathetic nerve activity using noncausal blind source separation ［J］. IEEE Trans, On Biomedical Engineering, 1999, 46（3）: 322-330.

131

[121] Lathauwer LD, Moor BD, Vandewalle J. Fetal electrocardiogram extraction by blind source subspace separation[G]. Advances in Statistical Signal Processing for Biomedicine, 2000, 47(5): 567-572.

[122] Zarzoso V, Nandi AK. Noninvasive fetal electrocardiogram extraction: blind separation versus adaptive noise cancellation[J]. IEEE Trans, On Biomedical Engineering, 2001, 48 (1): 12-18.

[123] Vigário R, Oja E. Independence: a new criterion for the analysis of the electromagnetic fields in the global brain[J]. Neural Networks, 2000, 13: 891-907.

[124] Jung TP, Makeig S, Humphries C, etal. Removing electroencephalographic artifacts by blind source separation[J]. Psychophysiology, 2000, 37: 163-178.

[125] Makeig S, Enghoff S, Jung TP, etal. A natural basis for efficient brain-actuated control[J]. IEEE Trans, On Rehabilitation Engineering, 2000, 8(2): 208-211.

[126] Jung TP, Makeig S, Westerfield M, etal. Analysis and visualization of single-trial event-related potentials[J]. Human Brain Mapping, 2001, 14: 166-185.

[127] Jung TP, Makeig S, Westerfield M, etal. Removal of eye activity artifacts from visual event-related potentials in normal and clinical subjects[J]. Clinical Neurophysiology, 2000, 111: 1745-1758.

[128] Makeig S, Westerfield M, Jung TP, etal. Functionally independent components of the late positive event-related potential during visual spatial attention [J]. The Journal of Neuroscience, 1999, 19(7): 2665-2680.

[129] Wachtler T, Lee T-W, Sejnowski TJ. Chromatic structure of natural scenes[J]. Opt. Soc. Am. A. 2001, 18(1): 65-76.

[130] 飞思科技产品研发中心. 小波分析理论与 MATLAB 7 实现[M]. 北京:电子工业出版社, 2006.

[131] 赵舒,任超世. 无创检测与评价胃动力功能—生物电阻抗方法[J]. 世界华人消化杂志, 2006,14(5):465-469.